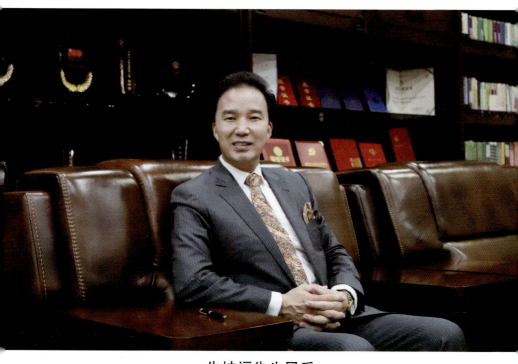

朱坤福先生风采

人类眼球切面解剖图

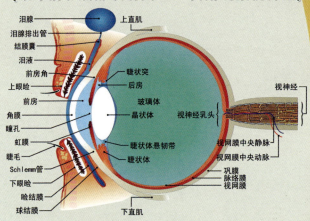

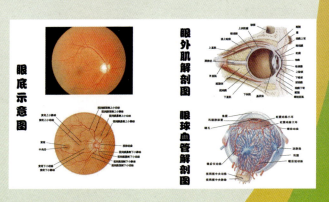

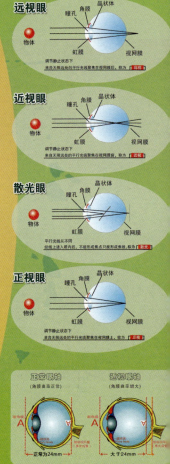

青少年近视中医疗法

共同呵护好孩子的眼睛
让他们拥有光明的未来

朱坤福 祝蕾 ◎ 著

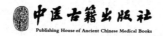

图书在版编目（CIP）数据

青少年近视中医疗法/朱坤福，祝蕾著.—北京：中医古籍出版社，2022.8
ISBN 978-7-5152-2517-3

Ⅰ.①青… Ⅱ.①朱… ②祝… Ⅲ.①青少年-近视-中医治疗法 Ⅳ.①R276.778.1

中国版本图书馆 CIP 数据核字（2022）第 117312 号

青少年近视中医疗法

朱坤福　祝　蕾◎著

责任编辑：王益军
封面设计：新联网传媒有限公司
出版发行：中医古籍出版社
社　　址：北京市东城区东直门内南小街 16 号（100700）
电　　话：010-64089446（总编室）010-64002949（发行部）
网　　址：www.zhongyiguji.com.cn
印　　刷：三河市三佳印刷装订有限公司
开　　本：859mm×1168mm　1/32
印　　张：8.5
字　　数：200 千字
版　　次：2022 年 8 月第 1 版　2022 年 8 月第 1 次印刷
书　　号：ISBN 978-7-5152-2517-3
定　　价：59.00 元

前言 Preface

青少年时期，尤其是学生时期，是用眼最多的时期。在正常情况下，此时眼睛的生理发育已经完全成熟。通过眼睛，我们可以看到世界万物：色彩斑斓的灯光、五颜六色的鲜花、青翠葱茏的森林、广阔蔚蓝的大海、变化无穷的天空……

同时，这段时期也是近视等眼睛疾病的高发时期。统计表明，近年来我国青少年近视发病率呈逐年上升的趋势，且出现低龄化的特点。世界卫生组织的研究报告显示，中国近视患者人数多达6亿，青少年近视率居世界第一。

这是为什么呢？从我国青少年近年来的学习和日常生活环境中，我们不难找到原因。现行升学和考试制度的压力，迫使不少学生每天不得不埋头于题海之中；长时间地看电视或玩手机游戏,在过暗或过强的光线下看书,不正确的看书姿势,等等。上述种种原因,有的是外部原因(如学业负担重),有的是自身原因(如长时间玩手机游戏),有的是缺乏眼保健知识(如看书姿势不正确)。

其实,很多青少年近视是假性近视,不是真性近视,如果及时妥善地给予治疗是能够恢复的。但如果不引起足够重视,假性近视就会变成真性近视。小小年纪鼻梁上就架起了小眼镜,既影响美观,又给生活带来极大的不便,大大增加罹患各类眼部疾病甚至失明的风险。

"共同呵护好孩子的眼睛,让他们拥有光明的未来。"在党和国家的高度重视下,儿童、青少年近视综合防控已经成为国家战略,由政府主导、全社会参与的科学防控近视工作已经在神州大地展开。

我国医疗卫生的方针是防重于治,因此普及眼保健知识、爱护和正确使用眼睛是防止近视等眼病发生的前提。"五脏六腑之精皆上注于目而为之睛""目得血而能视"。中医认为近视的主要原因是用眼过度,久视伤血所致。肝开窍于目,肝藏血,过度用眼会导致真血暗耗,肝血不足,气血不能濡养于目而近视。

博大精深的中医有如浩瀚的大海,喻为医海,当之无愧。医海之中蕴藏着无穷无尽的珍奇瑰宝,医海之滨也有不少美丽的贝壳。涉猎医海的深水区，探索其中的奥妙，是医学家的事，常人不易做到。而掇拾遗落在医海边的贝壳，或堆积，或镶嵌，或雕琢，就非特为医学家所喜爱，也是包括笔者在内的广大读者所乐为的。为此我们编写了本书，将中医对近视调治相关的知识，如中药、针灸、气功、按摩、食疗、艾灸、敷贴、拔罐、刺血、刮痧等方法逐一呈现，通过阐其幽而发其隐，把中医防治近视的成果和心得分享给读者。读者可以利用碎片时间，轻松地了解各自关心的问题。

  青少年朋友们，正确使用并爱护自己的眼睛吧。因为眼睛不仅仅是心灵的窗户，更是我们获取知识、了解世界、感受五彩缤纷的大自然不可或缺的重要器官。

朱坤福
2022 年 7 月 13 日于朱氏药业集团总部

目录 Contents

第一章　关于近视你了解多少　// 1

第一节　小近视的大烦恼　// 3
第二节　明察秋毫的眼睛　// 7
第三节　近视的原因有哪些　// 13
第四节　怎样识别出近视　// 17
第五节　近视的分类方法　// 22
第六节　近视的非手术治疗　// 26

第二章　调治近视的中药疗法　// 31

第一节　调治近视的单味中药　// 33
第二节　调治近视的古今中成药　// 37
第三节　调治近视的内服验方　// 41
第四节　调治近视的外用验方　// 58

青少年近视中医疗法

第三章 调治近视的体穴疗法 // 61

第一节 常用体穴的位置及查找 // 63

第二节 体穴疗法的方法及原则 // 75

第三节 调治近视的体穴疗法 // 78

第四节 其他体穴疗法 // 97

第四章 调治近视的耳穴疗法 // 111

第一节 常用耳穴的位置及选取 // 113

第二节 耳穴疗法的方法及注意事项 // 118

第三节 调治近视的耳针疗法 // 124

第四节 调治近视的耳穴压穴疗法 // 128

第五章 调治近视的气功按摩疗法 // 159

第一节 调治近视的气功常识 // 161

第二节 调治近视的按摩知识 // 164

第三节 调治近视的气功疗法 // 167

第四节 调治近视的按摩疗法 // 193

第六章 调治近视的食疗方法 // 201

第一节 调治近视的食疗原则 // 203

第二节　调治近视的药膳方　// 204

第三节　调治近视的药茶方　// 222

第七章　调治近视的其他中医疗法　// 229

第一节　调治近视的灸疗疗法　// 231

第二节　调治近视的穴位贴敷疗法　// 238

第三节　调治近视的拔罐疗法　// 242

第四节　调治近视的刺血疗法　// 250

第五节　调治近视的刮痧疗法　// 255

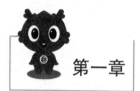

第一章

关于近视你了解多少

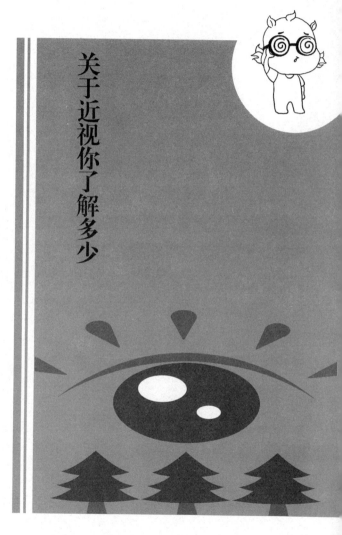

第一章 关于近视你了解多少

近视以视近物清楚、视远物模糊为特征,是眼科最常见的疾病之一。因其发病年龄较低,多发生于青少年,且病程长久,所以对患者的身体发育、性格倾向和心理状态都会产生难以察觉的深远影响。因此,有效防治近视对于维护青少年身心健康具有重要的意义。

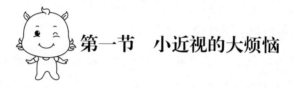第一节 小近视的大烦恼

眼睛是我们最重要的器官之一,也是结构最完美的器官之一。中国古人曾说:"传神写照,正在阿睹中。"阿睹就是眼睛。这句话是说,眼睛是画人最传神的地方。现代人说:眼睛是心灵的窗户。心灵的善恶美丑都能从眼睛中表现出来。这些都表明:眼睛对人类是何等重要!

然而,近几十年来,由于种种原因,许多人的眼睛不再明亮,"眼镜"越来越多,镜片也越来越厚。"眼睛"这扇心灵的窗户被蒙上了一层阴影。

世界卫生组织的研究报告显示,中国近视患者人数多达6亿,已经成为世界第一近视大国。据目前的增长趋势,若无有效遏制,保守估算,我国未来将有近9.6亿近视人口。

更令人担忧的是青少年——全国儿童青少年近视情况调查结果显示,2018年全国儿童青少年总体近视率为53.6%,2019年为

50.2%。受疫情期间居家隔离、线上课堂等影响，近两年全国儿童青少年总体近视率较以前大幅上升。教育部抽样调查结果显示，近半年中小学生的近视率增加了11.7%，其中小学生的近视率增加了15.2%。

另外，除了发病率高，国内儿童青少年中高度近视比例也呈上升趋势。国家卫健委公布的调查数据显示，2018年全国高三年级学生高度近视占比达到21.9%。

这些统计数字是枯燥而乏味的，但是如果把这些数字还原成现实，其现状是触目惊心的。现在，在大学、中学甚至小学的教室里，无论是清纯漂亮的女生，还是活泼好动的男生，许多人鼻梁上都架着一副眼镜，有的班级里戴眼镜的学生竟然比不戴眼镜的学生还要多，甚至在幼儿园中也出现了四五岁的"小眼镜"。

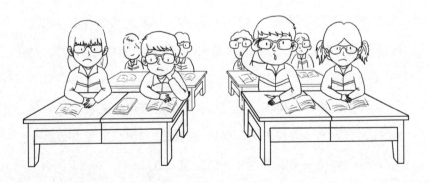

近视的危害是巨大的，对人的生活、学习、工作都会造成一定的影响。

第一章 关于近视你了解多少

首先是生活难。在电视、电影里,我们常常可以看到这样的镜头:某"眼镜"不小心把眼镜摔坏了,而此人离了眼镜则眼前一片模糊,寸步难行,以至于闹出把女的当成男的、把阿姨叫叔叔的笑话。

在日常生活中,也经常可以看到这种情况。某中学一女学生眼睛近视,她又特爱漂亮,除上课和学习外,平常又不愿戴眼镜,以至于在和老师、同学擦肩而过时,别人微笑着和她打招呼,她却没有反应,依然昂头而行。久而久之,别人都以为她傲慢而渐渐疏远了她,她还不明原因。她听到同学的议论后心里挺委屈,其实她本是一位谦逊的女孩,只是因为近视而看不清楚对方是谁,才导致误会。有了这个教训,她再也不敢不戴眼镜了。

其二是学习难。四川重庆一位同学说,由于他个子高,只能坐在教室的最后一排。因眼睛高度近视,他常常看不清楚老师写在黑板上的字,上课时经常是云里雾里。考试时更是恼火,他经常把试卷上的题看错,把1000看成100,把6看成8,人家得百分,他却常被扣分。由于考试成绩不理想,他在班里自觉低人一等,心里压力很大。

还有一位偏远山区的女学生由于高度近视,学习起来非常吃力,家里又非常穷,父母也没有能力花钱为她配一副眼镜,她只得流着眼泪辍了学,失去了宝贵的学习机会。

三是升学难。北京市一位中学负责人介绍说:"近视患病率在学生常见病中居首位。初中毕业体检时,约有40%的学生因视力不良而在报考职业高中时选择专业受限制。还有一些学校,为了追求高考升学率,甚至将近视学生拒之于普通中学的门外。"

不仅升高中如此,升大学也是如此。每年参加高考的学生在填报志愿时都会发现:有些大学的专业,特别是理工科的专业,如军事院校、航空航天、船舶、医药等专业,对近视都有一定的限制。所以,每年都有一些成绩优异而视力差的考生不得不放弃自己心爱的专业。

四是就业难。济南市一位老师的儿子视力低下,只有0.1,被人称作"瞎娃"。高中毕业升不了学,想找工作又四处碰壁,只得在家待业。头一年他还老老实实待在家里,第二年就闲不住了,跑到外面和一些不三不四的人来往,最终变坏了。细细追究起来,害他的罪魁祸首还真是"近视"。

还有一位男同学,从小就立志当一名飞行员,驾驶战斗机去保卫祖国的大好河山。他身高1.80米,相貌堂堂,颇有军人的英武之气,可在视力表前却愣住了,有许多看不清楚,最终被挡在了飞行学院的大门外。

现在工厂里的许多工种如钳工、车工,一些工作如汽车驾驶、电脑操作等都对视力有一定的要求。如果视力不符合要求,就不能到这些对视力要求高的岗位就业。即使侥幸过关,也会给以后的工作带来影响,这对自己、对社会都没有好处。

第一章 关于近视你了解多少

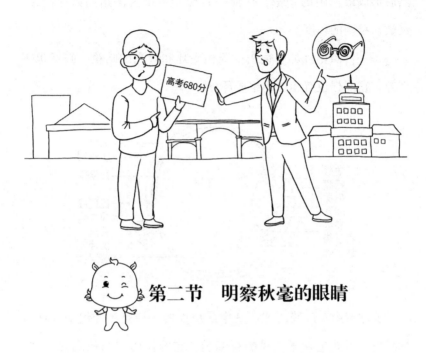

第二节 明察秋毫的眼睛

要防治近视，就必须对人类眼睛的构造有所了解。眼睛是人身上一个十分重要的感觉器官，大到浩瀚太空的宏观世界，小到物质内部的微观世界，还有风光旖旎的景色、绚丽多彩的万物……无不需要用眼睛来观察。眼睛的构造极其精致复杂，大致来说，可以分为眼球及其附属器官两大部分。

眼睛的主体部分是眼球，人们经常用活的微型照相机来比喻。事实上，就算是最精密的照相机，也无法同人类的眼球相比。因为眼球转动起来灵活自如，不管物体远近，无论色彩多样，它都可以及时进行全自动对光调节，将观察的对象尽数捕捉入眼底，然后形成最清晰的物像，任何一台照相机都无法达到如此高速、灵敏、精确的程度。

每一台照相机都有镜头、照相底片和遮光的暗箱，眼球也不例外，它同样也有相应的组成部分。

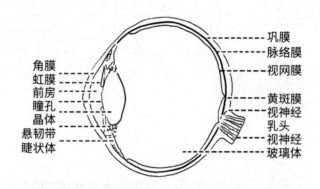

眼球壁由三层膜构成，其中最里面的一层是神经组织，称为视网膜，里面包含了大量的视细胞。它的作用和照相底片一样，外界的物像就落在视网膜上。中间的一层是脉络膜，它富含血管和色素，呈黑色，不遮光，其作用类似于照相机的暗箱，并负责为视网膜提供养分。脉络膜的前端增厚，构成环形的睫状体。最外层是一层白色坚韧的巩膜，其作用是保护眼球，由致密的纤维组织构成。

巩膜的绝大部分都是不透明的，透明的部分只约占眼球曲面的五分之一。这个透明的部分是光线进入眼球的第一道关，被称作角膜。这层角膜和照相机的镜头一样，需要特别保护。一旦它受到了伤害，导致透明度减小的话，视力就会受到很大

第一章　关于近视你了解多少

的影响。

我们透过如同玻璃窗一般的角膜,可以看到一层环状的彩色薄膜,名字叫虹膜。它是睫状体的前方变薄而形成的部分,其中所含色素的分量不尽相同,因此形成了不同的颜色。西方人的虹膜里通常色素的含量较少,所以眼睛呈灰蓝色;而东方人的虹膜色素的含量较多,于是眼睛呈棕黄色或黑色。在虹膜的中间有一个小圆孔,称为瞳孔。虹膜上平滑肌的伸缩,可以让瞳孔的口径放大和缩小,因此瞳孔就如同照相机的光圈,当外界光线强的时候,它就缩小;而当外界光线弱的时候,它就扩大,从而使眼睛里能够恰到好处地接受外界的光线。我们平常所说的"眼黑",就是指角膜连同虹膜瞳孔的部分,而"眼白"则是指跟角膜相连的一部分白色巩膜,以及覆盖在它表面的一薄层透明球结膜(由眼皮内表面延伸而来)。

眼球内还储存着房水、晶体和玻璃体三种透明的物质,它们共同构成了眼睛的屈光系统。在虹膜瞳孔后面的是晶体,它是一个呈扁圆形的透明组织,前后凸出,和双凸透镜类似。它由悬韧带连在睫状体上,富有弹性,能够根据睫状体肌肉的舒缩随时变更凸度,起到"自动对光"调节的作用。在角膜和晶体之间充斥着一种像水的液体,叫作房水。而位于晶体后面的空间、那些全是胶状的物体则是玻璃体。房水和玻璃体相当于照相机中的空气,它们必须透明。透明的角膜以及房水、晶体、玻璃体可以聚合光线,令外界物体反射来的光线发生折射,然后聚焦在视网膜上成像。

除了眼球之外,眼睛还有一些其他不可或缺的组成部分,它们各司其职,紧密配合,共同确保眼球的正常运转。比如说,两个眼球分别位于眼眶里面,坚硬的骨质眶缘可以抵御外力对眼睛的打击,在很大程度上确保了眼球的安全。在眼球与眶壁的中间还充斥着软绵绵的脂肪组织,像一层软垫一样包围着眼球,避免它遭到外界震荡的影响。尽管眼球的前面暴露在外面,但这里有上下眼睑,它们如同两扇大门,可以自动启闭,对眼球起着保护作用。一旦有东西突然接近眼睛,或是突然有强光照射眼睛时,这两扇大门就会自动立刻关闭。眼睑的边缘上长着整齐的睫毛,像毛刷一样向外翘起,这样可以挡住灰尘,并且能够像竹帘一样,将正对着眼睛照射的过度强烈的光线减弱一些。两条卧蚕一样的眉毛,具有阻止汗水流进眼里的作用。

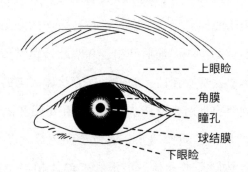

在眼睑里还有一块"睑板",像一块软骨一样,里面有许多排列得整整齐齐的小管子,叫作"睑板腺"。它会不断地分泌一

第一章 关于近视你了解多少

种油脂样的东西,起到润滑眼睑和眼球的作用,帮助它们保持表面湿润,减少摩擦,就像机器的润滑油一样。

在眼睑外侧的上方有泪腺,可以分泌泪水,能将眼球表面的灰砂冲洗掉,并且杀死细菌,同时还能够起到润滑的作用,让角膜时常保持湿润、透明。泪腺一直在分泌泪水,那么为什么我们平时感觉不到在流泪呢?这是因为在下眼睑的内角处,有一个针尖大小的洞,这个小洞和鼻子是连通的,我们分泌出来的泪水一部分蒸发掉了,而那些没有蒸发掉的泪水就会经由这个小洞流到鼻子里去。所以,当我们大量流泪的时候,泪水不仅会夺眶而出,而且还常常会有清水鼻涕,这就是所谓的"涕泪交流"。

虽然眼球看到物体的原理和相机成像的原理基本相同,然而眼睛是活的机体,在它视物的过程中还需要经历一系列的生理过程。当眼球注视着外界目标的时候,光线首先从物体反射到眼球,再通过角膜、瞳孔、晶体、玻璃体,最后直达眼底。这个过程会刺激视网膜上的视细胞,从而迅速发生光化学反应,令视神经纤维产生相应的兴奋,并立刻传送到大脑皮层的视中枢。这样,我们就可以在意识上"看到"这个物体。然而,物体在视网膜上的成像是一种单纯的物理成像过程,和照相机一样也是倒立的,只不过经过视中枢的调整适应后,人们就逐渐习惯将倒像看成是正像了。由于光线是直线传播的,所以对于视轴以下的物体,会成像在上半部的视网膜,而上方的物体则会成像在视网膜的下半部,眼球右侧的物体则会成像在视网膜的左侧,眼球左侧的物体将成像在视网膜的右侧。方位上的这些差异，也有赖于视中枢的调整适应，才使人们可以迅速意识到它的正确方位。通过视中枢的作用，外界物体在双眼视网膜上所成的像还可以融合成为一个单一的物像，使它形成立体感觉。

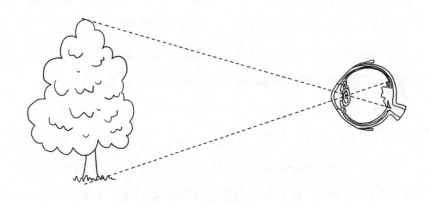

我们知道，物体反射的光线聚焦在视网膜上，形成清晰的物像，眼睛才能看清物体。假如光线聚焦在视网膜的前面或后面，那么就只能在视网膜上形成模糊的物像，眼睛就会看不清物体。正常眼球的调节功能十分精确有效，所以可以通过改变晶体的凸度，从而使远近的物体都可以成像在视网膜上。同样聚焦在视网膜上的物像，人们感知到的清晰度可能还是有很大的差异，这与成像的部位有关。我们知道，视细胞里含有对光敏感的色素，它们分为两种：一种叫作锥体，大多分布在视网膜的黄斑区，感强光，并有辨色功能；另一种叫作杆体，多数位于视网膜的周边部分，感弱光。成像在视网膜黄斑区以外的物像，因为这个部位的锥体很少,主要是杆体,所以感觉到的轮廓模糊;只有成像在黄斑区的中心凹的物像,由于此处锥体高度集中,不仅可以使感觉到的物体轮廓清晰,形象分明,而且颜色较为醒目。由于黄斑的面积很小,所以对于较大的物体,只有一部分能成像在黄斑区的中心凹,这个时候就要依靠眼球的转动,让物体各部分的像依次落在黄斑区上,才会得到整个物体的清楚形象。

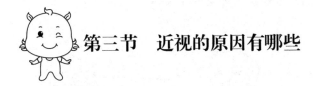

第三节 近视的原因有哪些

科学研究的结果显示,近视是一种遗传性疾病,换句话说,发生近视的一个主要原因是遗传因素。说到遗传,有些人片面地以为,近视病人的父母一定近视,子女一定也是近视,这就是我国俗话所说的"龙生龙,凤生凤,老鼠的儿子会打洞"。可是,中国还有另外一句有关遗传的俗话:"龙生九子,子子不同"。所以,遗传的真正含义其实是包括"遗传"与"变异"两个方面。遗传病是指通过一定的致病基因,按照一定的规律,由上一代传给下一代的疾病。证明近视是遗传病的最有力证据,就是进行孪生子的研究。我们知道,孪生子分为同卵孪生子和异卵孪生子两种。同卵孪生子中的两个成员之间组成身体的基因是一模一样的;而异卵孪生子中的两个成员基因组成则像是兄弟姐妹,基因的一半来自父亲,另一半则来自母亲,所以两个成员间的基因只有一半可能是完全一样的。只要某个性状和遗传基因有关，那么这个性状反映在同卵孪生子间的一致性就远远高于异卵孪生子。人们就是根据一个性状在同卵孪生子与异卵孪生子间存在的差异程度，来判断该性状是否和遗传有关。科学家曾对258对孪生子做了这方面的研究，发现异卵孪生子中的近视一致率为47.06%，而同卵孪生子中的近视一致率则远远超过这个数，为82.5%。这个结论充分表明，近视是一种遗传性疾病。

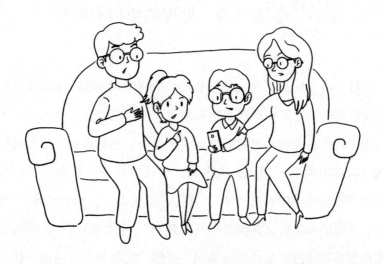

由于同卵孪生子中近视的一致率无法达到100%，这说明近视的原因并不只有遗传一个因素，还有环境因素也同样在起着作用。科学家对与近视形成有关的几个屈光参数同时进行了测定，发现同卵孪生子的组内相关系数明显大于异卵孪生子，说明在同卵孪生子的组内，两个孪生子成员和这些屈光参数的密切程度明显高

第一章 关于近视你了解多少

于异卵孪生子。这充分说明近视是一种多因子遗传病，换句话说，之所以会产生近视，是由于环境因素和遗传因素多种原因共同影响而造成的，其中遗传因素是内因，环境因素是外因。遗传因素等效、微量并且积累性地作用在病人身上，但不见得一定会发病，只有在适合近视发生的那些环境因素的共同作用下，才会导致近视。

从胎儿出生前一直到成人，有许多环境因素会导致近视的发生。母亲在怀孕时患病，可能是导致孩子近视的一个原因。有人作过统计，40%的近视儿童都有母亲怀孕期中患病史。由此看来，对近视的预防工作，必须在母亲怀上胎儿时就要开始进行了。

引起近视的另外一个环境因素是早产。有许多资料都已证明，早产婴儿在今后的近视发病率要高于足月婴儿。这是由于早产婴儿眼球的血管丰富，而且经常放在暖箱里接受充足的氧气，在高压氧的影响下，极易引起视网膜水肿和玻璃体的容积增加，使视轴过度拉长。如果该早产儿有近视家族史，那么视轴就更容易由于过度拉长而导致近视。

婴儿的体质较为虚弱，也比较容易产生近视。据统计，出生体重低于2.5千克的婴儿，在日后有较高的近视发病率。婴幼儿童的营养缺乏，尤其是蛋白质和维生素的缺乏，是产生近视与加速近视发展的又一个因素。从儿童到青年时期，某些全身性疾病（如麻疹、结核等），以及某些眼部疾病（如青光眼）等，都会影响近视的发生与发展。这是由于出生以后视轴仍然会持续增长，当缺乏营养或患病时，巩膜组织的发育也就受到影响，显得软弱无力，无法承受正常眼内压力的冲击，容易导致视轴过度增长而造成近视。

长时间过度近距离工作，不注意用眼卫生，是导致近视的最主要的环境因素。大量研究资料表明，在广大中小学生人群中，不注意用眼卫生者的近视发病率远远高于注意用眼卫生者。不注意用眼卫生有很多种情况，有的人喜欢长时间看电视、玩电子游戏机、上网等，或者在观看电视、手机、MP4等设备播放的视频时与屏幕的距离太短，室内光线明暗不均，这些都会加重眼睛的疲劳。有的人在看书写字时，喜欢扭着身子歪着头，眼睛和书本的距离很近。有的人在读书时看得津津有味，手不释卷，长时间连续读下去，使眼肌经常处在紧张的状态。有的人在看书写字时不在意光线的强弱，有时在强烈的阳光下看书，让眼睛受到较长时间的强光刺激；有时在光线暗淡的灯光下看书，由于光线太暗而看不清字迹，于是不自觉地就把眼睛凑得很近。有的人看连环画看得入迷，甚至走路和坐车的时候也在看，这么一来，眼睛和书本之间的距离就随着身体的运动而变化。还有些人喜欢躺在床上看书，姿势歪斜，书本没有放正，书与两眼的远近距离不一致，于是离书较远的一只眼睛就必须使劲往另外一边斜着看，而且书本上的光线往往不足，必须用眼使劲看才行。上述这些不注意用眼卫生的情况，必然会增加眼调节的负担，从而导致近视。

第一章 关于近视你了解多少

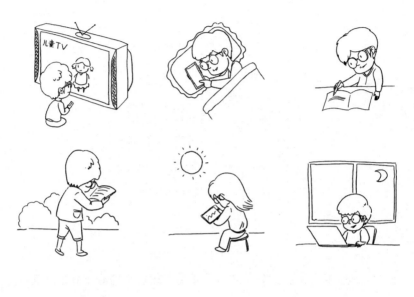

 第四节 怎样识别出近视

在一群视力正常的人群中,怎么才能识别出近视的人呢?或许有人会说"这还不简单,那些看东西要凑得很近的人就是近视",也有人说"看东西时要把眼睛眯起来的人就是近视"。还有一些学校,在防治近视的时候,把那些远视力达不到正常标准的孩子都视为近视患者。其实,以上这些都不是近视的判定标准。

近视最主要的症状是能够看清近处的物体,但是对远处的目标辨别不清,也就是远距离视力减退。因此,凡是通过视力表检

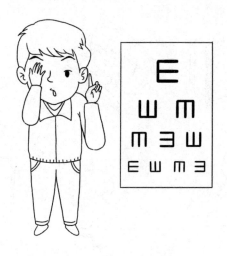

查，发现远视力无法达到1.0，但近视力却正常达到1.0的，都是近视。从这个角度看，近视还是比较容易判别的。不过，这仅仅是针对单纯性的近视，对于病理性近视患者而言，由于眼底，尤其是黄斑出现变性萎缩，近视力也不可能恢复到正常，那么就只能通过眼底镜检查，从眼底的典型近视表现做出诊断，然后再通过验光确诊。

通常来说，近视的度数越高，远视力就越差，然而在生活中也有很多近视患者会问："我的近视只有200度，视力只有0.02，他的近视有1000度，但视力却有0.2，比我还好！"为什么会出现这种情况呢？这有两方面的原因。首先，用远视力表检查时，眼睛应该保持自然的状态，不能眯起来看东西，这样查远视力的结果才会比较准确。很多近视的人经常喜欢眯起眼看东西，这样可

第一章 关于近视你了解多少

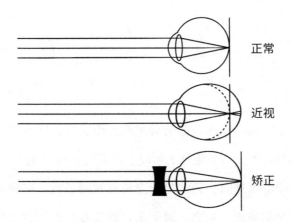

以让进入眼睛里的光线更加集中，并且适当改变眼球的状态，还可以使投在视网膜黄斑上的物像变得更加清晰。如果高度近视的病人用远视力表检查的时候眯起眼睛，而低度近视的病人不眯眼，那么高度近视的检查结果就有可能会比低度近视病人的更好。其次，假如高度近视病人从来没有戴过矫正眼镜，在平时生活中已经习惯于判断远处模糊的图像，可以根据图像的轮廓，大致区分出图像。而低度近视的病人则一直戴着矫正的近视眼镜，当他把眼镜摘掉，进行裸眼视力检查时，裸眼见到的模糊图像跟戴镜片时所见到的清晰图像相差太大，一时无法适应，那么这时检查出的远视力也完全有可能反而不如从未戴过矫正眼镜的高度近视病人。综上所述，在视力低于正常水平的情况下，裸眼远视力的好坏，并不能作为判别近视度数高低的标准，因为它并不能完全反映视功能的真实情况。

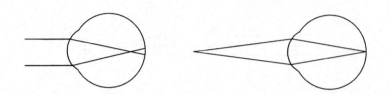

近视的人都喜欢眯起眼睛看东西，而且往往还会把脸凑得很近，原因何在呢？当离眼球5米以上的光线（可以视作平行光线）进入近视眼的眼球时，光线只能交集在视网膜前，在视网膜上只能形成一个弥散圈。反之，对于来自近处目标的发散光线，近视眼却有很强的适应能力。从上图右可以看到，在近视眼的视网膜上有一个光线的聚焦点。假如从这个聚焦点出发，按照上述光线聚焦的过程向眼外相反方向作图，可以看到从视网膜聚焦点上发出的光线，会在眼球外形成另外一个聚焦点。所以，能在近视眼视网膜上聚焦的眼外光线肯定不是平行光线，而是从一个聚焦点中发出的发散光线。这个眼球外的聚焦点称为近视的远点。当近视看不清楚眼外的物体时，只要将目标向眼前移动到一定距离，当目标正好位于近视的远点上时，就能够在视网膜上形成清晰的影像。我们可以用公式计算出远点的距离，即远点=1（米）/近视度数（D）。近视的程度越深，远点就离眼球越近。比如，-4.00D（俗称400度）近视的远点应该在眼前25厘米处。理论上说，-4.00D的近视不会产生老花眼，原因就在于此，因为25厘米在正常的阅读距离内。而-10.00D（俗称1000度）的近视的远点只在眼前的10厘米处。

第一章 关于近视你了解多少

于是,当-10.00D的近视患者在看书时,为了使书上的字能在视网膜上有清晰的影像,必须把字放在它的远点处,即放在离眼前仅10厘米的地方,几乎已经碰到脸上了。由此我们不难得出这样一个结论:近视患者为了看清楚物像,必须贴得物体物很近,而且,他们是可以看清近物的。在用视力表检查近视力的时候,他们的近视力可以达到1.0以上。所以对低度近视的病人而言,由于近视度数都在-3.00D(俗称300度)以下,他们的远点都在33厘米以上(远点=1(米)/3(D)=0.333米),这个阅读距离完全符合正常人的标准距离。因此,低度近视患者在看近物时,完全没有必要佩戴矫正眼镜。

另一方面,喜欢凑得很近看东西的人也不一定都是近视,那些高度远视或者有散光的病人,以及因某些眼病而视力减退的病人,也同样有看物凑得很近的现象,然而这类病人在作近视力检查时,他们的近视力大多无法达到1.0,不如近视患者那样正常。

另外,在近视患者的眼底往往有一些特殊的临床表现,这可以作为我们重要的诊断参考。低度的近视患者,通常不会出现眼底变化。而中、高度的近视患者的眼底上,由于巩膜伸张力量的牵引力会导致视轴逐渐伸长,视神经乳头周围的脉络膜组织从视神经乳头颞侧脱开,使它后面的巩膜暴露,形成了近视弧形斑。如果我们用眼底镜进行检查,可以看到椭圆形的视神经乳头和橘黄色的脉络膜组织之间会出现白色半月形斑。假如眼球后端继续扩展延伸,则脉络膜的脱开逐步由视神经乳头颞侧伸展到视神经乳头四周，形成环形弧形斑。由于巩膜的伸展力量对眼球后极部分的视网膜和脉络膜不断牵拉，视神经乳头和黄斑间的脉络膜极易发生变性、萎缩和出血，特别是黄斑区最容易有出血现象。出血能够渗透到脉络膜和视网膜内，假如吸收不完全，会引起结疤和色素沉积，从而使相应部位的脉络膜和视网膜失去正常功能。假如出血、结疤、萎缩恰好落在黄斑凹上，眼的中心视力就会遭到严重破坏。病理性近视患者的视网膜也会发生严重的变性萎缩，表现为龟裂样条纹、黄斑红变、视网膜格子样变性和视网膜周边囊样变性等不同情况。因此，近视患者除了通过验光确定近视状态之外，还应该检查眼底，确定是否存在病理变化。

第五节　近视的分类方法

（一）按近视程度分类

1. 轻度近视。近视度小于300度，通常眼底无病理性改变。

2. 中度近视。近视度大于300度小于600度，部分眼底呈豹纹状改变。

3. 高度近视。近视度大于600度，常引发玻璃体和眼底的退行性病变，其中大于1000度、眼底病理性改变严重的也叫作恶性近视眼，多为常染色体隐性遗传导致。

第一章　关于近视你了解多少

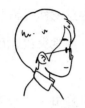
0—300度为低度近视

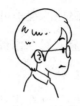
300—600度为中度近视

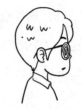
高于600度为高度近视

（二）按调节因素分类

1. 假性近视，又叫调节性近视，是一种因为调节痉挛或睫状肌痉挛引起的近视。在这种情况下，晶体的凸度始终保持在看近物时的形状，当看远物时，晶体的凸度仍然无法完全恢复到原来状态，导致物像成结在视网膜之前。如果滴用睫状肌麻痹剂，以解除睫状肌痉挛，或采用放松睫状肌的措施，如戴用调节眼镜，晶体状态会有一些改善，甚至可以得到完全纠正。由于这类近视的度数往往不高，一般多发于中小学生中，所以这类近视也被称为学校性近视。一旦调节恰当，这类近视的程度就会得到改善，甚至完全消失，似乎是一种可逆的现象，因此也有人将这一类的调节性近视称为假性近视。

2. 真性近视，这种近视检查远视力低于5.0（小数记法1.0），近视力正常，应用近视镜片可以将远视力矫正到正常水平，然而在使用了睫状肌麻痹的药物以后，视力没有改变，近视屈光度数没有改变。这说明眼组织已发生近视性变性或眼轴变长，称为真性近视。

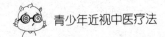

真性近视又分为轴性近视、屈光性近视和混合性近视。

（1）轴性近视：由于眼球的视轴过长而引起的近视称为轴性近视。这类患者的眼球看上去似乎比普通人的大，而且突出，在高度近视患者中表现得尤为明显。

（2）屈光性近视：眼轴长度在正常范围内，可是由于角膜或晶体的弯曲度较大或眼的屈光间质密度大而使屈光指数增大，使眼的屈光力增强导致的近视称为屈光性近视。这种近视类型不常见，且会因为屈光间质的某一部分病变而导致屈光指数不一致，造成近视散光。

（3）混合性近视：这种患者在平时表现为近视，当用腱状肌麻痹药物后，近视屈光度数可能会有所降低，远视力有所提升，然而视力无法完全恢复正常，近视屈光度数和近视症状不会完全消失。这说明它既有调节因素，又有眼球近视性器质改变的因素，因此被称为混合性近视。这类近视有一部分属于真性近视，还有一部分是假性近视，因此混合性近视又称为半真性近视或中间性近视。同时，该阶段也是眼睛从假性近视向真性近视发展的过渡时期。

（三）按性质分类

1. 单纯性近视。单纯性近视的患者，一般是在小学阶段发生的，到了他发育成熟后，近视度数基本上也就不会再上升了，所以也叫青少年近视，或青春期近视。这类病人的近视度数通常低于 600 度，在配了适当的眼镜后，视力通常可以通过矫正获得不

第一章 关于近视你了解多少

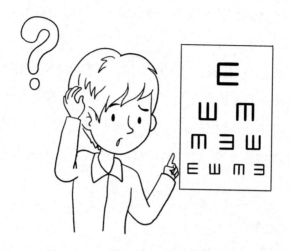

错的效果。在广大的青少年学生中,绝大多数的近视都属于单纯性近视。

2. 变性近视。变性近视也叫进行性近视、退行性近视、恶性近视等。这类近视发生的时间比较早,随着年龄的增长近视的度数会不断加深,甚至可以达到2000度以上,同时,眼底经常会发生多种病理改变,即使配了适当的眼镜以后,视力也不会得到满意的矫正效果。所以这类近视主要与遗传因素有关,对病人的危害较大。

(四) 按发育情况分类

1. 先天性近视,是指由上一代遗传给下一代,在出生后就有的一种近视眼病。在近视患者中约有5%属于先天性近视。部分病情严重者容易引起眼球多种组织发生病变,所以又叫变性近视或恶性近视。尽管出生时的度数较小,然而其发展的速度很快,往

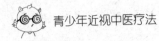

往会发展到1000度甚至更高,而且视力差,即便是配了眼镜也不容易矫正。

2. 后天性近视是指在出生以后,主要由于环境因素和后天用眼习惯不良等原因造成的近视。近视度数大部分低于600度,成年后一般不会继续发展,或是发展缓慢,视力矫正良好,无或有轻微器质性改变,并发症较少。绝大多数的近视都属于后天性近视。

第六节　近视的非手术治疗

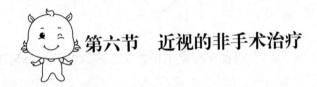

在临床工作中,我们常常可以见到这样一个现象,假如有一种药物可以用于治疗多种疾病,那么这种药就不可能是一种特效药;反过来,如果有一种疾病可以用很多种方法进行治疗,那么就说明这种病还没有特效的治疗方法。近视的非手术治疗就是如此,其治疗方法有多种多样。这种现象说明,目前还没有一种治疗近视的特效方法。尽管戴矫正眼镜可以提高病人的远视力,可是它无法改变近视眼的本质,而且对近视患者而言,戴眼镜是一种负担,并非一种完美的治疗方法。所以,我们必须加强近视的基础研究,逐步推广和总结所取得的研究成果。

许多非手术的疗法都和缓解调节痉挛有关,适合治疗近视度数不高的青少年,尤其适合那些调节性近视和发病时间不长的近

第一章　关于近视你了解多少

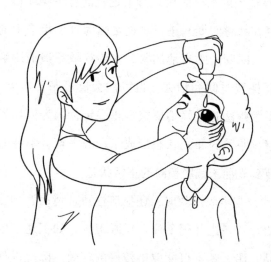

视。也有的治疗方案是滴用睫状肌麻痹剂治疗，可是在滴完以后的缺点是瞳孔会散大，应用范围不广。此外还有一批治疗近视的中西药物，然而在治疗实践中，我们也同样发现存在疗效不易巩固的问题。除了眼药水治疗方法外，还有中药疗法、体穴疗法、耳穴疗法、气功按摩疗法、食疗疗法等。关于这些治疗方法，本书会逐一进行介绍，供大家参考并选择。

依据有限的经验，我们对近视非手术疗法的选择和应用提出以下几点建议，供各位读者讨论和参考。

1. 选择合适的治疗病例。非手术疗法往往仅对轻度近视才有一定的疗效，尤其是那些调节性近视或发生近视时间不长的患者，通过非手术治疗，有可能恢复到正常状态。而对于那些中高度近视的患者，我们认为还是需要通过戴矫正眼镜进行治疗。

2. 选择适当的治疗时机。对于近视的青少年人群，非手术疗法最好选择在寒暑假期间进行。这是因为青少年平常的学业任务较为繁重，长时间近距离地用眼会对治疗效果造成影响，而且治疗本身需要耗费时间和精力，也可能会反过来影响学习。此外，在进行非手术疗法时最好不要戴矫正眼镜，因为假如患者一直戴着矫正眼镜，眼睛的屈光状态形成了动态平衡，单纯通过治疗势必难以恢复到先前未戴眼镜时的正常状态。

3. 在治疗与巩固疗效时，还应该注意环境因素的影响。假如一边进行治疗，一边却仍不注意用眼卫生，如沉迷于电脑、手机等电子产品，那么就不可能取得较好的疗效。除此以外，在治疗期间和治疗之后，还必须坚持做望远训练、做眼保健操等，而且要多参加体育锻炼。目前的大部分非手术疗法，对于治疗后裸眼视力还是能取得一定的改善效果，可是却很难根治，这就要求患者要重视环境因素的影响。

当下非手术的疗法种类很多，令人无法很好地挑选，在这种情况下，我们提出几点看法，供各位读者参考。

1. 在选择治疗方法时，不能仅以有效率高低为标准。由于病人的情况不同，检查的标准和对疗效的判断标准也不尽相同，这些因素都有可能导致对同一种治疗方法的疗效统计结果不一样。要做到科学、客观地判断和比较一种或几种治疗方法的疗效是有难度的，只有采用同一种标准对不同的治疗方法进行科学客观的观察以后，才有可能做出比较正确的评价。

第一章 关于近视你了解多少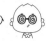

2. 在选择治疗方法时,不能仅以治疗后视力的增进为衡量标准。这是由于常用的国际视力表在从 0.7 增加到 0.8 时是相对较容易的,而从 0.1 增进到 0.2 时就变得困难许多,这个缺陷是由视力表的设计标准决定的。从这方面来看,对数视力表及其记录法具有很大的优点,值得推广。除此以外,还有其他很多会影响裸眼视力检查结果的因素,例如检查光线、情绪状态、健康情况等,其中是否眯眼影响最大。所以,在检查时应该以不眯眼时的检查结果作为判断标准。

3. 当一种治疗方法未能取得理想的疗效时,不妨采用另一种方法试试。这是因为某一种方法的治疗可能会恰好适用于某一类的病人,只不过我们目前还没能完全掌握其中的规律。

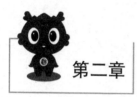

第二章

调治近视的中药疗法

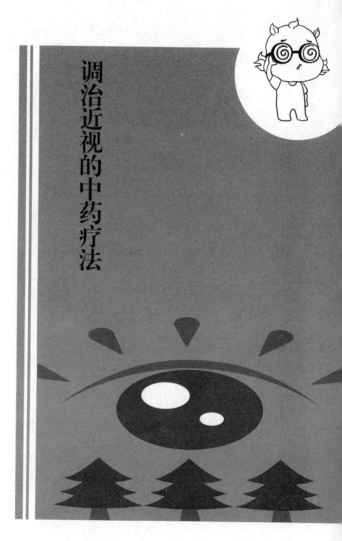

第二章 调治近视的中药疗法

近视的中药治疗以养心、补肝肾、通经络为主要法则,历代有"明目"功效的中药大多都具有以上三方面的作用,这也成为人们选择有效药物的一个重要途径。

当然,中药治疗近视经验方的选择也必须遵循中医辨证施治的原则,根据这一原则,以用脑过度、目暗神乏、心力不足为主要表现者应以养心为主,而肝肾阴虚、目睛涩干、耳鸣目眩者应以补肝肾为主,眼睛酸痛、眉棱骨酸、眼眶胀满者则应以通经络为主。如果读者掌握了以上原则并在临床上灵活利用,就可以自己进行中药治疗。

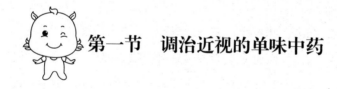

第一节 调治近视的单味中药

一、《神农本草经》中所载明目药物

1. 云母:味甘平,除邪气,益子精,明目。
2. 石钟乳:味甘温,主咳逆上气,明目,益精。
3. 石胆:味酸寒,主明目,目痛,金创诸痫。
4. 空青:味甘寒,主青盲、耳聋,明目。
5. 白青:味甘平,主明目,利九窍、耳聋。
6. 扁青:味甘平,主目痛、明目、折跌、痈肿。
7. 菖蒲:味辛温,主风寒湿痹,补五脏,通九窍,明耳目,出声音。

8. 人参：味甘微寒，主补五脏、安精神，除邪气、明目，开心、益智。

9. 菟丝子：味辛平，主续绝伤，久服明目、轻身延年。

10. 茺蔚子：味辛微温，主明目、益精，除水气。

11. 柴胡：味苦，主心腹，去肠胃中结气，久服轻身、明目、益精。

12. 薯蓣：味甘温，主伤中，补虚羸，除寒热邪气，长肌肉，久服耳目聪明、轻身不饥。

13. 远志：味苦温，主咳逆伤中，补不足，益智慧，耳目聪明不忘。

14. 细辛：味辛温，主咳逆头痛，久服明目，利九窍。

15. 白蒿：味甘平，主五脏邪气，风寒湿痹，久服耳目聪明。

16. 蒺藜子：味辛微温，主明目、目痛、泪出，除痹补五脏。

17. 楮实：味苦平，主益气，充肌肤，明目聪慧。

18. 青芝：味酸平，主明目、补肝气、安精魂仁恕，久食轻身不老。

19. 蒺藜子：味苦温，主恶血，长肌肉，明目轻身。

20. 漏芦：味苦咸寒，主皮肤热恶创疽，久服益气，耳目聪明。

21. 地肤子：味苦，利小便、补中益精气，久服耳目聪明。

22. 景天：味苦平，主大热、火创身热，下赤白、轻身明目。

23. 胡麻叶：味甘寒，主五脏邪气，风寒湿痹，久服耳目聪明。

24. 柏实：味甘平，主惊悸，安五脏、益气，令人悦泽、美

第二章　调治近视的中药疗法

色，耳目聪明。

25. 桑上寄生：味苦平，主腰痛、小儿背强，其实明目，轻身通神。

26. 蕤核：味甘温，主心腹邪结气、明目。

27. 鲤鱼胆：味苦寒，主目热、赤痛青盲，明目。

28. 鸡头实：味甘平，主湿痹、腰脊膝痛，强志，令耳目聪明。

29. 苋实：味甘寒，主青盲、明目。

30. 铁精：味辛苦，性平，主明目。

31. 理石：味辛寒，主身热，益精明目。

32. 苦参：味苦寒，主心腹结气，补中，明目。

33. 瞿麦：味苦寒，主关格，明目，去翳、破胎。

34. 玄参：味苦，微寒，主腹中寒热，令人目明。

35. 石龙芮：味苦，主风寒，轻身明目。

36. 翘根：味苦寒，主下热气，益明精，明目。

37. 合欢：味甘平，主安五脏，令人欢乐、无忧，久服轻身明目。

38. 伏翼：味咸平，主目冥，明目，夜视有精光。

39. 蓼实：味辛温，主明目，温中耐风寒。

40. 葱实：味辛温，主明目，补中不足。

二、临床证明有明目作用的中药

1. 蔓荆子：味辛、苦，性微寒，清利头目、清热明目。

2. 菊花：味苦、甘，性微寒，祛风散热、明目。

3. 蝉衣：味甘、咸，性凉，清热退翳、明目。

4. 大青叶：味苦，性寒，清热泻火、明目消肿。

5. 青葙子：味苦，性微寒，清热祛风、明目。

6. 枸杞子：味甘，性平，补肝肾、明目。

7. 桑椹：味甘，性寒，补肝肾、滋阴明目。

8. 龙胆草：味苦，性寒，清热泻火、明目。

9. 川芎：味辛，性温，补血行气、明目。

10. 菟丝子：味辛、甘，性平，温补肾阳、明目。

11. 朱砂：味甘，性微寒，镇静安神、明目。

12. 菖蒲：味苦、辛，性温，开窍化痰、宁神明目。

13. 远志：味苦、辛，性温，安神明目。

14. 磁石：味咸，性寒，重镇安神、明目聪耳。

15. 夏枯草：味辛、苦，性寒，清热、泻肝火、明目。

16. 石决明：味咸，性平，重镇潜阳、凉肝明目。

17. 女贞子：味甘、苦，性平，补肝肾、明目。

18. 草决明：味甘、苦，性寒，清热、明目。

19. 木贼：味甘、苦，性平，清热、祛风、明目。

20. 防风：味辛、甘，性微温，祛风通络、明目。

21. 茺蔚子：味辛、苦，性微寒，温通经络、明目。

22. 谷精草：味辛、甘，性平，清热、祛风、明目。

23. 黄精：味甘，性平，滋肾填精、明目。

24. 升麻：味辛、甘，性微寒，升提阳气、明目。

第二章 调治近视的中药疗法

25. 青黛：味咸，性寒，清肝火、明目。

26. 山药：味甘，性平，补胃阴、滋肝肾、明目。

27. 天冬：味甘、苦，性寒，滋肾阴、明目。

28. 柏子仁：味甘，性平，养阴益肾、明目。

29. 辰砂：味甘，性寒，重镇、安神、明目。

30. 猪肝：味甘，性平，滋肝补气、明目。

31. 羊肝：味甘，性平，补肝明目。

32. 羊髓：味甘，性寒，补肝益脑、明目。

 ## 第二节　调治近视的古今中成药

1. 养心丸

【药物组成】茯神、人参、黄芪、酸枣仁各 30 克，熟地黄、远志、五味子、柏子仁各 15 克，朱砂 1 克（水飞）。

【功效主治】心气虚所致近视，有安神养心的作用。

2. 远志丸

【药物组成】远志、麦门冬各 60 克，茯神、石菖蒲、黄芪、熟地黄、人参、山药、龙齿（细研）、紫石英（细研水飞）各 30 克。

【功效主治】治虚劳惊悸、神气不足、多忘不安，适合于心阴虚型近视。

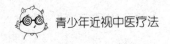

3. 养心丹

【药物组成】朱砂、乳香各3克，酸枣仁、白茯苓各15克。

【功效主治】宽神消虑，令神志通明、不老不忘，适合于心阴虚型近视。

4. 大五补丸

【药物组成】天门冬、麦门冬、菖蒲、茯神、远志、人参、益智仁、枸杞子、地骨皮、熟地黄各等分。

【功效主治】补肝益肾，开窍安神，适合于肝肾阴虚型近视。

5. 壮腰健肾丸

【药物组成】狗脊（制）205克，金樱子60克，黑老虎根115克，桑寄生（蒸）58克，鸡血藤115克，千斤拔31克，牛大力71克，菟丝子6克，女贞子6克。

【功效主治】壮腰健肾，养血，祛风湿，适用于肝肾阴虚型及经络阻滞型近视。

6. 石斛夜光丸

【药物组成】天门冬、人参、茯苓各60克，麦门冬、熟地黄、生地黄各30克，草决明24克，杏仁、牛膝各22克，枸杞子、怀山药、菟丝子、杭菊花各21克，羚羊角、犀牛角、黄连、防风、青葙子、炒枳壳、炙甘草、川芎、肉苁蓉、石斛、白蒺藜、五味子各15克。

【功效主治】补肝肾，祛风通络，适合于肝肾阴虚型及经络阻滞型近视。

7. 明目蒺藜丸

【药物组成】白蒺藜、菊花、龙胆草、决明子、黄芩、旋覆花、防风、薄荷、川芎、白芷、蝉蜕、木贼、羌活、地黄、赤芍、当归、桔梗、甘草。

【功效主治】祛风通络，去翳明目，适合于经络阻滞型近视。

8. 人参远志散

【药物组成】人参、远志（去心）、熟干地黄（焙）各1克，琥珀（研）、白茯苓（去黑皮）各30克，甘草（炙、剉）0.3克，铁粉（研）15克。

【功效主治】补心安神，补肝肾明目，适合于心气虚型及肝肾阴虚型近视。

9. 右归丸

【药物组成】熟地黄240克，山药120克，山萸肉90克，枸杞子120克，菟丝子120克，鹿角胶120克，杜仲120克，肉桂60克，当归90克，制附片60克。

【功效主治】温补肾阳，填精补血，适合于肝肾阴虚型近视。

10. 明目地黄丸

【药物组成】熟地黄24克，酒炒山茱萸、炒怀山药、煅石决明各12克，茯苓、泽泻、牡丹皮、当归、枸杞子、炒白芍、炒白蒺藜、白菊花各9克。

【功效主治】滋养肝肾，明目，适合于肝肾阴虚型近视。

11. 开心散

【药物组成】远志、人参各1.2克，茯苓60克，石菖蒲30克。

【功效主治】补心益气，明目，适合于心气虚型近视。

12. 三仁五子丸

【药物组成】菟丝子（酒浸一宿，另研末）、五味子、枸杞子、覆盆子、车前子、柏子仁、酸枣仁（炒）、薏苡仁（炒）、沉香、肉苁蓉（酒浸，切，焙）、鹿茸（酥炙）、巴戟天（去心）、当归（洗，焙）、白茯苓（去皮）、乳香（另研）、熟干地黄（焙）各30克。

【功效主治】补肝益肾，明目填精，适合于肝肾阴虚型近视。

13. 补益蒺藜丸

【药物组成】黄芪、芡实、茯苓、白术、沙苑子、山药、白扁豆、当归、菟丝子、陈皮。

【功效主治】益肾，健脾，明目，适合于心气虚、肝肾阴虚及综合型近视。

14. 黄连羊肝丸

【药物组成】黄连60克，石决明120克，密蒙花120克，青皮120克，黄柏60克，决明子120克，柴胡120克，木贼120克，胡黄连120克，黄芩120克，夜明砂120克，茺蔚子120克，龙胆草60克，鲜羊肝50克（切碎蒸熟烘干）。

【功效主治】泻火，明目，适合于各种近视患者。

第三节 调治近视的内服验方

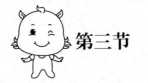

1. 加减益气聪明汤

【药物组成】黄芪10克,党参10克,蔓荆子10克,升麻6克,葛根10克,黄柏10克,白芍10克,菖蒲10克,柴胡10克,炙甘草6克。

【资料出处】见《辽宁中医杂志》,1982(5)。

2. 补阴壮阳汤

【药物组成】熟地20克,茯神10克,枸杞15克,菊花10克,党参10克,菟丝子10克,楮实子10克,肉苁蓉10克,锁阳10克。

【病案举例】见3。

【资料出处】同上。

3. 加味定志丸

【药物组成】远志200克,菖蒲200克,党参100克,茯神100克,黄芪200克,朱砂15克(另研极细水飞)。

【制用方法】上药共研为细末,炼蜜为丸如黄豆大,朱砂为衣,早晚各服10克,开水送下。

【病案举例】彭××,男,9岁。其父高度近视,患儿因看不清黑板上的字,曾在山东省立医院诊断为屈光不正,建议验光配镜,因不愿戴镜，于2015年5月12日来诊。查视力，远：右0.6，左0.5；近：1.5（双）。外眼及眼底正常，面色㿠白，形寒肢冷，精神不振，舌淡苔白，脉沉细。此先天不足，加之用眼太过，如能坚持远眺，注意用眼卫生，尚有转机。拟补阴壮阳汤，兼服加味定志丸，1月后双眼远视力0.9。药已取效，仍宗上法，3月后双眼远近视力均为1.5。

【资料出处】同上。

4. 加味补心汤

【药物组成】党参10克，丹参10克，玄参10克，天冬10克，麦冬10克，远志10克，酸枣仁10克，生地20克，柏子仁10克，五味子6克，木贼草10克，菊花10克，茯神10克，当归10克，桔梗10克，朱砂1克（另研极细水飞吞服）。

【病案举例】朱××，女，12岁。两目视远不清年余，近来看不清黑板上的字，曾在某医院诊断为屈光不正。因不愿戴眼镜，于2016年3月21日来诊。查视力，远：右0.6，左0.5；近：1.5（双）。眉棱骨酸疼，头晕眼胀，干涩昏花，舌苔薄白，脉沉弦。此劳瞻竭视，用心过度，肝气郁结，气机不畅，经络涩滞。内服加减舒肝明目汤10剂，嘱其加强体育锻炼，注意用眼卫生，坚持做眼保健操，经常望远。药尽自觉好转，远视双眼各增1行，但失眠多梦，口干咽燥，舌红少津，脉沉弦细数，改用养血安神、滋阴明目之剂。方用加味补心汤10剂，双眼远视力均为0.8，能看清黑板上的字，无其他不适。药已取效，仍宗上法，以加味补

第二章 调治近视的中药疗法

心汤15剂，研细末，炼蜜为丸如黄豆大，每饭后服15克，一日3次。1月后复查，双眼远近视力均为1.5。

【资料出处】同上。

5. 加减舒肝明目汤

【药物组成】当归10克，白芍10克，柴胡10克，茯苓10克，栀子10克，丹皮10克，青皮10克，香附10克，桑椹子20克，女贞子20克，夏枯草10克，甘草5克，石决明10克。

【病案举例】见4。

【资料出处】同上。

6. 加味补肾丸

【药物组成】磁石30克，石决明30克，苁蓉30克，菟丝子30克，枸杞30克，补骨脂30克。

【制用方法】上药共研为细末。用麻雀15只，去毛、嘴、足，留内脏，洗净，加青盐60克，水3000毫升同煎，令麻雀烂；水将尽为度，取出捣如泥，和药末为丸（可加适量炼蜜）如黄豆大，每服10克，早晚各1次。

【资料出处】同上。

7. 地芝丸

【药物组成】菊花、枳壳各50克，天门冬（或麦门冬）、生地黄各200克。

【制用方法】上药共为末，炼蜜为丸，如梧桐子大，每服30丸，空腹盐汤送下。

【资料出处】明《银海精微卷下·能近视不能远视》

8. 千里光散

【药物组成】菊花、千里光、甘草各等分。

【制用方法】上药共为末,每服3钱,夜间临卧,用茶清调下。

【资料出处】明《银海精微卷下·能近视不能远视》

9. 抗近汤

【药物组成】糯稻根、石楠叶、锦鸡儿、截叶铁扫帚各15克,苎荸30克,炒麦芽、炒白术、炙甘草各10克。

【临床效果】抗近汤与抗近丹眼药外用点眼,治疗学龄儿童近视403例,平均有效率72%,平均治愈率53%。

【资料出处】见《上海中医药杂志》,1985(1)。

10. 定志丸

【药物组成】远志肉(去心)、菖蒲各60克,人参、白茯苓各30克。

【制用方法】上药共研为细末,炼蜜和丸,如桐子大,以朱砂为衣,每服30丸。米饮送下,食后临卧,日进三服。

一方有枣仁、柏子仁。

【资料出处】《审视瑶函》《医宗金鉴》《证治准绳》《景岳全书》《银海指南》《眼科集成》《古今图书集成医部全录》等。

11. 养荣汤

【药物组成】人参、熟地、麦冬、草决明各30克,甘草1.5克,枸杞子、鹿角胶各4.5克,石斛、茯神各2.4克,菖蒲1.8克。

【资料出处】清黄岩著《秘传眼科纂要》

12. 加味定志丸

【药物组成】远志、建菖蒲各 60 克,人参、黄芪各 120 克,茯苓 90 克,肉桂 30 克。

【制用方法】上药为细末,炼蜜为丸。

【资料出处】清王锡鑫辑《眼科切要》、清张璐等撰《张氏医通》。

13. 四神丸

【药物组成】破故纸 120 克,五味子 90 克,肉豆蔻 60 克,吴茱萸 60 克,大枣百枚去核,生姜 240 克切片。

【制用方法】上药同煮烂,拣去姜,为丸。

【资料出处】清黄庭镜撰《目经大成》

14. 益肾丸

【药物组成】草决明(炒而陈者)、麦冬、当归、鹿角胶、人参、菟丝子各 30 克,熟地黄 60 克,枸杞子 120 克,甘菊 15 克,山药、茯神各 24 克。为丸。

【资料出处】清黄岩著《秘传眼科纂要》

15. 加味八味地黄汤

【药物组成】熟地 24 克,山萸肉 12 克,山药 12 克,粉丹皮 10 克,茯苓 10 克,泽泻 6 克,上桂 6 克,雄片(附子)10 克。加菊花 15 克,红杞 15 克。黑芝麻引。

【资料出处】清陈善堂著《眼科集成》。

16. 加味天王补心丹

【药物组成】菊花、决明子、木贼、苍术、蒺藜、元参、丹参、人参各 15 克，茯苓 30 克，远志 10 克（甘草水煮去皮），桔梗 15 克，五味子、天冬、麦冬、归身各 30 克，柏子仁 30 克，枣仁 30 克，生地 30 克。

【制用方法】上药研为细末，炼蜜为丸，每晚服 10~15 克，白水送下。

【资料出处】清王子固辑《眼科百问》。

17. 补肾磁石丸

【药物组成】磁石（火煅红，醋淬）、石决明、菊花、肉苁蓉（酒浸）、菟丝子（酒浸）各 30 克。

【制用方法】上药为细末，用雄雀 15 只（去毛、嘴、足），加青盐 60 克，以水煮烂，取出先捣如膏，和药末为丸，梧桐子大，每服 20 丸，空腹服温酒送下。

【资料出处】明王肯堂辑《证治准绳》第七册。

18. 升麻龙胆饮子加减

【药物组成】龙胆草 10 克，钩藤 12 克，黄芩 10 克，谷精草 15 克，地龙 12 克，青蛤粉 6 克，郁金 6 克，麻黄根 6 克，滑石 10 克，当归 10 克，荆子 10 克，甘草 3 克，升麻 3 克。

【病案举例】李×，男，13 岁，济南×校学生，2017 年 8 月 15 日初诊。主诉：视远不清已 2 年余，口苦目赤，小便短赤。检查：视力右 0.7/1.5，左 0.4/1.5。外眼正常，眼底未见异常。屈光检

第二章 调治近视的中药疗法

查双眼均是-1.5D、S，矫正视力1.5（双眼）。舌红，中央稍有苔，脉滑数。辨证：肝胆湿热型，能近怯远症。治则：清肝利胆，祛湿除热，活血解痉，清利头目。方药：胆草6克，升麻3克，黄芩9克，麻黄根6克，蛤粉9克，谷精草30克，郁金6克，川芎6克，川牛膝6克，滑石6克，钩藤12克，鸡血藤15克，薄荷6克，甘草3克。二诊自觉小便清利，口不再苦，视物好转。检查视力，右1.2，左0.9。上方加珍珠母12克（先煎）。三诊查裸眼视力1.2（双眼），屈光检查均为-0.50D、S。用上方调理，巩固疗效，再善其后。

【资料出处】李纪源编著《屈光不正与中医疗法》。

19. 地黄丸加减

【药物组成】熟地15克，防风6克，川羌10克，肉桂6克，菊花12克，没药9克，黄连6克，决明子15克，辽五味10克，荆子12克，辰砂1克（冲服）。

【病案举例】邢××，女，15岁，济南××中学学生。2018年7月5日初诊。自述：双眼日趋昏暗不清，视近时较清，已年余。11岁开始喜读小说，眼常感困胀疼痛，用目过久则更甚，近两个月来目昏加重，伴见口苦，夜睡易惊多梦，经西医诊断为近视。检查：双眼视力远0.5，近1.5；外眼正常；新福林扩瞳检查眼底正常；屈光检查双眼均-1.00D，舌质淡红，尖有红点。辨证：肝虚风热型，能近祛远症。治则：平肝清热，佐以安神定惊。处方：菊花12克，决明子9克，生地12克，防风6克，黄连4克，肉桂

· 47 ·

3克，荆子10克，没药6克，钩藤10克，蕤仁10克，甘草3克，辰砂1克（冲服）。二诊服3剂后，述已不疼，视物清晰，用目视读较前持久。检查视力远1.0，近1.5（双眼），别无不适，舌质薄红，守上方而去没药，加川牛膝9克、当归9克，疏筋活血，谷精草15克，清热明目。三诊检查双眼远近视力均为1.5，屈光情况均为正常，前述症状消失，上方加枸杞子15克以滋阴养肝，嘱其再服10剂，以巩固疗效。

【资料出处】同上。

20. 菊花散

【药物组成】菊花120克，甘草15克，生地黄120克，白蒺藜（去刺）60克为末。每服6克，食后米泔水下。

【资料出处】《银海精微》。

21. 加味定志丸汤

【药物组成】石菖蒲6克，党参3克，远志6克，白茯神10克，枸杞子10克，五味子9克，菟丝子9克，石决明24克（先煎）。

【资料出处】中国中医研究院广安门医院编《韦文贵眼科临床经验选》。

22. 屈光不正方

【药物组成】楮实子25克，菟丝子25克，茺蔚子15克，枸杞子15克，木瓜15克，三七粉3克（冲服），青皮15克，五味子6克，紫河车粉10克，寒水石10克。

【制用方法】每日1服，水煎服。一般以3个月为1疗程，服药时间越长，效果越好。

【资料出处】罗国芬编著《陈达夫中医眼科临床经验》。

23. 右归饮加减

【药物组成】黄芪 18 克，熟地 30 克，枸杞子 15 克，菟丝子 30 克，石菖蒲 15 克，炙远志 10 克，肉桂（后下）、附子各 6 克。

【资料出处】张望之编著《眼科探骊》。

24. 熟地丸

【药物组成】熟地、生地、麦冬、天冬、山药、茯苓、枸杞、石斛、炒枣仁各 15 克，车前子 30 克，桔梗、五味子、远志、银柴胡各 12 克，细辛 3 克，甘草 3 克。

【制用方法】上药共研为细末，炼蜜为丸，每丸重 9 克。每日 2 次，每次 1 丸，白开水送下。

【资料出处】庞赞襄编著《中医眼科临床实践》。

25. 经验方

【药物组成】

第一方：红花 20 克，茜草 50 克，丹参 50 克，升麻 7.5 克，石菖蒲 30 克，蔓荆子 30 克，枸杞子 30 克，决明子 50 克，鸡血藤 50 克，蝉衣 15 克。

第二方：红花 20 克，茜草 50 克，丹参 50 克，升麻 7.5 克，木瓜 30 克，五味子 15 克，茺蔚子 60 克，枸杞子 50 克，蝉衣 15 克，石菖蒲 30 克，僵蚕 50 克，钩藤 60 克。

第三方：红花 20 克，丹参 50 克，升麻 7.5 克，五味子 15

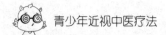

克,白芍 50 克,枸杞 50 克,远志 30 克,覆盆子 50 克,鸡血藤 60 克,石菖蒲 50 克。

【制用方法】将上三方分别研细末,炼蜜为丸,每日三次,每次于饭后温开水送服 15 克,每方服 10 天,三方依次服完为一疗程。

【临床效果】32 例近视患者,在原有基础上不同程度提高的共 26 例,有效率达 81.3%,5 例无进步,1 例服蜜丸出现胃肠反应,未能坚持服完。26 例有效者中视力提高 0.6 以上有 6 例,占 23%;提高 0.4~0.6 有 11 例,占 42.3%;提高 0.2~0.4 有 9 例,占 34.6%。6 例无效者,4 例是高度近视,1 例是中度近视,1 例是轻度近视。

【资料出处】见《陕西中医》,1984(7)。

26. 黄精糖浆

【药物组成】黄精 90 斤,黑豆 10 斤,白糖 15 斤。

【制用方法】按中草药糖浆制剂程序,制成每毫升含黄精 1 克的糖浆,装瓶备用。若个人使用,上方去白糖,酒精做汤剂,每人每天用经过炮制的黄精 50 克,黑豆 10 克,做两次水煎服,服前加入黄酒 10 毫升。

【临床效果】对屈光检查确诊为近视的学生,随机编为四个实验组:两个空白对照组,一个定志丸组,一个黄精糖浆组。结果两个药物组明显高于对照组(P<0.005)。而定志丸组 68 人,有效率 55.88%,计 38 人;黄精糖浆组 82 人,有效率 58.54%,计 48 人。

第二章 调治近视的中药疗法

【资料出处】见《河南中医》，1981（6）。

27. 疴明眼丸

【药物组成】生地 20 克，川芎 15 克，丹参 20 克，人参 15 克，山萸肉 10 克，当归 10 克，白术 20 克，丹皮 10 克，石斛 15 克，桂枝 5 克，熟附子 15 克，菖蒲 10 克，远志 10 克，五味子 15 克，青葙子 20 克，决明子 15 克，枸杞子 20 克，蝉蜕 10 克，泽泻 5 克，桃仁 10 克，红花 15 克，肉苁蓉 15 克，夜明砂 10 克，枣仁 20 克，枳壳 10 克，炙草 5 克。

【制用方法】上药炼蜜为丸，每丸重 10 克。每日早晚服 1 丸，温开水送服，连服 7 天，停服 7 天，再服 8 天，停服 8 天，共一个月服药 30 丸为 1 疗程，视疗效服 1~3 疗程。

【临床效果】共 586 只眼，施治少者 1 疗程，最多者 3 疗程，平均 2.3 疗程。其中显效 134 眼，占 22.86%；有效 312 眼，占 53.24%；无效 141 眼，占 24.06%；总有效率 76.1%（共 446 眼）。经治疗后视力均由低向高的动态梯形上升，平均上升 0.34。其中 94 只眼恢复正常视力 1.0 以上，占患眼总数 16%。

【资料出处】见《河北中医》，1987（2）。

28. 增视冲剂

【药物组成】北芪、党参、枸杞子、女贞子、白芍、丹参、秦艽、石斛、升麻。

【制用方法】此方为定志丸加减，原方未载剂量及制法。每次 20 克，早晚一次，三个月为一疗程。

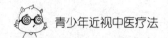

【临床效果】81例160眼,治疗后视力提高4行以上者5眼,提高2~3行者46眼,提高1行者48眼,视力不变者44眼,下降者17眼。

【资料出处】见《广州中医学院学报》,1988(2)。

29. 治视灵

【药物组成】茯苓、白术、枸杞子、菊花各5克,桂枝、丹皮、泽泻各4克,山药、石决明、生地各6克,山萸肉3克。

【制用方法】上药加白糖25克熬炼成糖浆30毫升。5~7岁儿童每日服25毫升,8~14岁每日服30毫升,均分2次服用,一般用2~4周。

【临床效果】浙江医科大学附属儿童医院用治视灵治疗儿童近视92例,并设视力矫正仪及眼宁滴眼对照组。治疗后,治视灵组有效率85.3%,矫正仪组81.2%,眼宁组77.7%。

【资料出处】见《浙江中医杂志》,1988(11)。

30. 四物汤加味

【药物组成】当归、熟地、川芎、白芍。气血不足加黄芪、党参、白术、鸡血藤、何首乌、桑椹子。肝肾阴虚加枸杞子、茺蔚子、旱莲草、女贞子、地骨皮、覆盆子。虚火者加知母、黄柏。血瘀络阻加参三七、桃仁、红花、郁金、丹参、牛膝。眼底机化明显加牡蛎、海藻、昆布、夏枯草。

【临床效果】41例44只眼高度近视并发黄斑出血,病程2~98天,经上方治疗,疗程最短21天,最长368天,平均90.44

第二章 调治近视的中药疗法

天。30 眼痊愈（眼底出血完全吸收），11 眼基本痊愈（眼底出血尚余少量），2 眼好转（眼底出血大部吸收），1 眼无效。

【资料出处】见《浙江中医杂志》，1988（1）。

31. 菖蒲散加减

【药物组成】远志 10 克，菖蒲 12 克，人参 3 克（另煎），茯苓 15 克，枳壳 6 克，菟丝子 15 克，当归 10 克，辽五味 12 克，辰砂 1 克引（冲服）。

【病案举例】程××，男，17 岁，济南市某中学学生，2018 年 10 月 25 日就诊。自述：近视已 4 年，近年眼昏加重，常感疲劳，干涩发痛，眼前黑花飞舞，夜睡多梦，头晕健忘，面色少华，食欲不振。检查：裸眼视力，右 0.07，左 0.07。屈光情况双眼均为 -16.00D，矫正视力 0.8，外眼正常，舌质淡红，舌尖有红点。辨证：心脾亏损型，能近怯远症。治则：补心益气，养心安神。方药：基本方（即菖蒲散加减）加荆子、菊花。三剂后疼痛消失，加黑芝麻、桑椹、枸杞子。共用 30 剂，视物清楚，其他症状消失。检查视力右 0.2，左 0.1。屈光情况双眼为 -16.00D、矫正视力 1.2。以前方 3 剂共研细末，炼蜜为丸，辰砂为衣，每丸 10 克，每日早晚各服 1 丸，以巩固疗效。

【资料出处】李纪源编著《屈光不正与中医疗法》。

32. 补肾磁石丸加减

【药物组成】菟丝子 15 克，枸杞子 15 克，大芸 6 克，辽五味 10 克，石决明 10 克，磁石 10 克，甘草 3 克，辰砂 1 克（冲服）。

【病案举例】马×,女,12岁,济南市人,2019年8月13日初诊。自述:患近视已5年,于10岁时开始戴眼镜,最近眼昏胀痛,干涩困乏欲闭,头昏耳鸣。检查:戴镜视力双眼均为0.7,所戴镜面为近视1800度,外眼正常,眼前房深,眼轴较长,眼球突出度高于正常人。舌体瘦,舌红,无苔。辨证:肝肾亏损型,能近怯远症。治则:滋养肝肾,退障明目。方药:以基本方(即补肾磁石丸加减)去大芸、酒菟丝,加荆子、菊花。服6剂后,不再头昏眼痛。加女贞子、桑椹、黑芝麻滋肾养肝以明目,加黄柏、知母清肾经上炎之虚火。服9剂后,耳鸣已去,别无不适之感。共服30剂,检查双眼戴镜视力均为1.2。

【资料出处】同上。

33. 自拟增光丸

【药物组成】桑椹子15克,枸杞子18克,黄芪15克,青葙子18克,五味子21克,覆盆子12克,升麻9克,冰片0.15克。

【制用方法】上药烤干研末混合,以蜜为丸。每丸9克。每次1丸,1日2次内服。每日做眼保健操3次,60天为1疗程。

【临床效果】治疗34例视力都有不同程度提高。其中提高1.2者1例,0.5~0.7者15例,0.3~0.4者16例,0.2者2例。

【资料出处】见《广西中医杂志》,1986(4)。

34. 中药近视灵冲剂

【药物组成】潼蒺藜,红花。规格为颗粒冲剂,每包12克(相当原生药11克)。

第二章 调治近视的中药疗法

【制用方法】10岁以下每次6克，10岁以上每次12克，每日2次，温开水冲服，15天为一疗程，共服三个疗程，服药期间停用其他治疗近视的药物及方法。

【临床效果】接受此治疗方法的150例、患者285只眼，经治疗后，视力达1.0以上者有76只眼，视力增加三排以上有52只眼，视力增加1~2排以上有141只眼，治疗后视力不变有16只眼，治疗总有效率为94.4%。

【资料出处】见《陕西中医学院学报》，1990（2）。

35. 经验方

（1）复方菟丝子汤

菟丝子25克，生地15克，麦冬15克，熟地15克，泽泻18克，覆盆子12克，丹皮20克，茯苓20克，人参10克，菊花20克，黄精10克，枸杞子15克，菖蒲12克，续断12克，甘草10克。

（2）复方蒙花散

蒙花15克，连翘12克，木贼12克，菊花15克，蒺藜12克，蝉蜕12克，骨皮15克，青葙子10克，石决明15克，桑皮15克，生地15克，麦冬15克，花粉15克，车前子10克，甘草6克。

根据全身症状，以近视为主证分型选用以上二方。

【临床效果】治疗236例315只眼，191例治愈（视力恢复到1.0以上），服药最多为42剂，最少4剂，以16~25剂为最多。好转（视力提高一行以上）29例，无效16例，总有效率

93.22%。病程越短，效果越明显。

【资料出处】见《中原医刊》，1988（5）。

36. 驻景丸加减

【药物组成】菟丝子、楮实子、茺蔚子、五味子、车前子、木瓜、寒水石、河车粉、生三七粉。每日一剂，一个月为一疗程。

【临床效果】某县中医院 2019 年治疗 25 例近视（均假性近视），痊愈（双眼视力均在 1.2 以上）12 例，好转（双眼视力恢复在 1.0 以上）6 例，有效（双眼视力恢复在 0.8 以上）5 例，无效 2 例，总有效率为 92%。

【资料出处】见《四川中医》，1989（3）。

37. 近视复明片

【药物组成】近视复明片由具有滋补肝肾、活血化瘀、开窍开目与营养视神经、改善微循环、缓解视疲劳的中西药物研制而成。

【制用方法】近视复明片内服，每日 3 次，每次 4 片，以 3 个月为一疗程。

【临床效果】72 例小学 6 年级和初中 1 年级学生，经一疗程的治疗视力增进 4 行有 36 只眼，视力增加 2~3 行有 68 眼，治疗无效 25 只眼，总有效率为 75.8%。

【资料出处】《中西医结合眼科杂志》，1989（2）。

38. 中医药近视散

【药物组成】分 Ⅰ、Ⅱ、Ⅲ 组。

第二章 调治近视的中药疗法

Ⅰ组：红花20克，茜草50克，丹参50克，升麻7.5克，石菖蒲30克，蔓荆子30克，枸杞子30克，决明子50克，鸡血藤50克，蝉衣15克。

Ⅱ组：红花20克，茜草50克，丹参50克，升麻7.5克，木瓜30克，五味子15克，芫蔚子60克，枸杞子50克，蝉衣15克，石菖蒲30克，僵蚕50克，钩藤60克。

Ⅲ组：红花20克，丹参50克，升麻7.5克，五味子15克，白芍50克，枸杞50克，远志30克，覆盆子50克，鸡血藤60克，石菖蒲50克。

【制用方法】将上三方分别研细末，炼蜜为丸，每日三次，每次于饭后温开水送服15克，每方服10天，三方依依服完为一疗程。服药期间不戴眼镜。

【临床效果】患者年龄在11～25岁之间，32例。视力提高0.6以上6例，提高0.4～0.6有11例，提高0.2～0.4有9例，6例视力不变。

【资料出处】见《陕西中医》，1984（7）。

39. 定志丸、黄精糖浆

【药物组成】定志丸：远志、菖蒲各2份，人参、茯苓各1份，朱砂为上药总量的2%。共为细末，炼蜜为丸，每丸重9～10克。

黄精糖浆：黄精90斤，黑豆10斤，白糖15斤，制成每毫升含黄精1克的糖浆。

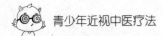

【临床效果】中学生 75 名，150 只眼。按初、高中随机分为 4 个治疗组和两个对照组，每日集体服药 2 次，定志组每人每次服定志丸 10 克；黄精组每人每次服黄精糖浆 20 毫升，治疗 12～25 天。

初中生对两个方剂的有效率分别为 63.88% 和 81.57%，高中生对两个方剂的有效率分别为 46.87% 和 38.63%。

【资料出处】见《河南中医》，1981（6）。

第四节　调治近视的外用验方

1. 川芎嗪盐酸盐滴眼剂

【药物组成】川芎嗪是由川芎中分离得到的生物碱之一。

【临床效果】治疗青少年近视 100 人，中度及重度视力不良者占 81%。治疗 4 周，有效率治疗组为 53.8%，对照组为 28%，治疗组恢复正常者 17，占有效率的 32.1%，视力上升者 36%。

【资料出处】见《中草药》，1983（5）。

2. 夏天无眼药水

【药物组成】本品是中成药制剂，主要成份为夏天无，直接滴眼。

【临床效果】上海闸北区眼病防治组等单位治疗小学二至五年级及少数中学生近视，188 人计 347 只眼，有效率达 97.7%，其中232眼恢复到正常（1.0~1.5），治愈率达66.86%。

【资料出处】见《中草药通讯》，1976（11）。

3. 近视Ⅰ、Ⅱ号眼药水

【药物组成】

近视Ⅰ号：当归1000克，红花500克；

近视Ⅱ号：近视Ⅰ号加0.5%地巴唑。

均配成2000毫升溶液，制成滴眼剂，由湖南中医学院第一附属医院药剂科制剂室试制。

【临床效果】

近视Ⅰ号治疗58例，111只眼，一个月为一疗程，有效率达90.1%，恢复正常17眼，占15.3%。近视Ⅱ号治疗77例，152眼，有效率达93.6%，恢复正常21眼，占13.8%。

【资料出处】见《湖南医药杂志》，1980（6）。

第三章

调治近视的体穴疗法

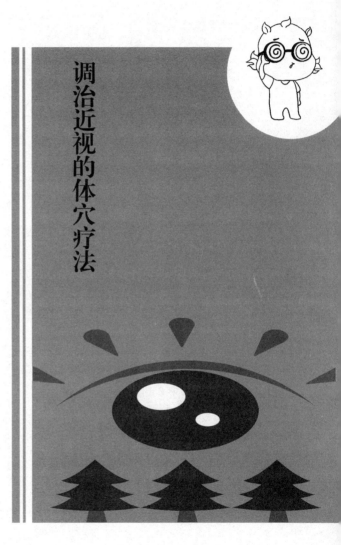

第三章 调治近视的体穴疗法

体穴是指全身十二经脉穴位。体穴治疗即通过对全身经络穴位进行针刺、灸法、压迫等方法进行刺激以达到治病目的的方法。

体穴的选用一般根据经络循行的局部及该穴位所属的经络来进行，但近视治疗中体穴的选择又有其特殊性，一般说来多选用头面部穴位（因其靠近眼睛）及肝经穴位（肝开窍于目）、脾胃经穴位（脾胃主人体后天营养，有养血明目的作用）。

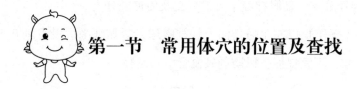 ## 第一节 常用体穴的位置及查找

常用穴位

睛明

【位置】目内眦旁 0.1 寸

【解剖】在眶内缘睑内侧韧带中，解剖部位为眼内直肌；有内眦动、静脉和滑车上下动、静脉，深层上方有眼动、静脉本干；布有滑车上、下神经，深层为眼神经，上方为鼻睫神经。

【操作】嘱患者闭目，医者左手轻推眼球向外侧固定，右手缓慢进针，紧靠眶缘直刺 0.5~1 寸。不捻转，不提插，或只轻微地捻转和提插。出针后按压针孔片刻，以防出血。

攒竹

【位置】眉头凹陷中

【解剖】有额肌及皱眉肌，当额动、静脉处，布有额神经内

侧支。

【操作】平刺0.5~0.8寸。

承泣

【位置】目正视，瞳孔直下，当眶下缘与眼球之间。

【解剖】在眶下缘上方，眼轮匝肌中，深层眶内有眼球下直肌，下斜肌；有眶下动、静脉分支，眼动、静脉的分支；布有眶下神经分支、动眼神经下支的分支及面神经分支。

【操作】以左手拇指向上轻推眼球，紧靠眶缘缓慢直刺0.5~1.5寸，不宜提插，以防刺破血管引起血肿。

四白

【位置】目正视，瞳孔直下，当眶下孔凹陷中

【解剖】在眶下孔处，当眼轮匝肌和上唇方肌之间；有面动、静脉分支，眶下动、静脉；布有面神经分支，当眶下神经处。

【操作】斜刺或平刺0.3~0.5寸。

翳明

【位置】乳突前下方，平耳垂后下缘的凹陷中，即翳风穴，其后1寸即本穴。

【解剖】胸锁乳头肌上，有耳后动、静脉，布有耳大神经和枕小神经。

【操作】直刺0.5~1寸。

太阳

【位置】眉梢与目外眦之间向后约1寸处凹陷中。

【解剖】在颞筋膜及颞肌中,有颞浅动、静脉,布有三叉神经第二、三支分支,面神经颞支。

【操作】直刺或斜刺 0.3~0.5 寸,或点刺出血。

球后

【位置】眶下缘外 1/4 与 3/4 内交界处。

【解剖】在眼轮匝肌中,深部为眼肌;浅层有面动、静脉;布有面神经颧支和眶下神经,结状神经结和视神经,深层有眼神经。

【操作】向内上方平刺 0.3~0.5 寸。

风池

【位置】胸锁乳突肌与斜方之间凹陷中,平风府穴处。

【解剖】在胸锁乳突肌和斜方肌停止部的凹陷中,深层为头夹肌;有枕动、静脉分支;布有枕小神经分支。

【操作】针尖微下,向鼻尖斜刺 0.8~1.2 寸,或平刺透风府穴。

合谷

【位置】手背,第一二掌骨之间,约平第二掌骨中点处。

【解剖】在第一二掌骨之间,第一骨间背侧肌中,深层有拇收肌横头;有手背静脉网,为头静脉的起部,俞穴近侧正当桡动脉从手背穿向手掌之处;布有桡神经浅支的掌背侧神经,深部有正中神经的指掌侧固有神经。

【操作】直刺 0.5~1 寸。

足三里

【位置】髌骨下缘,髌韧带外侧凹陷中下3寸,胫骨前嵴外一横指处。

【解剖】在胫骨前肌、趾长伸肌之间,有胫前动、静脉,为腓肠外侧皮神经及隐神经的皮支分布处,深层当腓深神经。

【操作】直刺1~2寸。

养老

【位置】以掌向胸,当尺骨茎突桡侧缘凹陷中。

【解剖】左尺骨背面,尺骨茎突上方,尺侧腕伸肌腱和小指固有伸肌腱之间;布有前臂背侧动、静脉的末支,腕静脉网;有前臂背侧皮神经和尺神经。

【操作】直刺或斜刺0.5~0.8寸。

支正

【位置】阳谷穴与小海穴的连线上,阳谷穴上5寸。

【解剖】在尺骨背面,尺侧腕伸肌的尺侧缘;布有骨间背侧动、静脉;布有前臂内侧皮神经分支。

【操作】直刺或斜刺0.5~0.8寸。

内关

【位置】腕横纹上2寸,掌长肌腱与桡侧腕屈肌腱之间。

【解剖】有指浅屈肌,深部为指深屈肌;有前臂正中动、静脉,深层为前臂掌侧骨间动、静脉;布有前臂内侧皮神经,下为正中神经,深层有前臂掌侧骨间神经。

【操作】直刺 0.5~1.0 寸。

阳白

【位置】目正视,瞳孔直上,眉上 1 寸。

【解剖】在额肌中;有额动、静脉外侧支;布有额神经外侧支。

【操作】平刺 0.3~0.5 寸。

丝竹空

【位置】眉梢处的凹陷中

【解剖】皮下为眼轮匝肌,有颞浅动、静脉额支,布有面神经颧眶支及耳颞神经的分支。

【操作】平刺 0.5~1 寸。

光明

【位置】外踝高点上 5 寸,腓骨前缘。

【解剖】在趾长伸肌和腓骨短肌之间;有胫前动、静脉分支;布有腓浅神经。

【操作】直刺 1~1.5 寸。

三阴交

【位置】内踝高点上 3 寸,胫骨内侧面后缘。

【解剖】在胫骨后缘和比目鱼肌之间,深层有屈趾长肌;有大隐静脉,胫后动、静脉;布有小腿内侧皮神经,深层后方有胫神经。

【操作】直刺 1~1.5 寸。

肝俞

【位置】第九胸椎棘突下,旁开 1.5 寸。

【解剖】在背阔肌、最长肌和髂肋肌之间,有第九肋间动、静脉后支,布有第九或第十胸神经后支的皮支,深层为第九胸神经后支外侧支。

【操作】斜刺0.5~0.8寸。

神门

【位置】腕横纹尺侧端,尺侧腕屈肌腱的桡侧凹陷中。

【解剖】在尺侧腕屈肌与指浅屈肌之间,深层为指深屈肌;有尺动脉通过,布有前臂内侧皮神经,尺侧为尺神经。

【操作】直刺0.3~0.5寸。

太冲

【位置】足背,第一、二跖骨结合部之前凹陷中。

【解剖】拇长伸肌腱的外缘;有足背静脉网,第一跖背动脉,布有跖背神经。

【操作】直刺0.5~0.8寸。

大椎

【位置】第七颈椎棘突下。

【解剖】有腰背筋膜,棘上韧带及棘间韧带,有棘突间静脉丛,布有第八颈神经后支。

【操作】向上斜刺0.5~1寸。

上明

【位置】眉弓中点,眶上缘下。

【解剖】眼轮匝肌中,有额动、静脉,眶上动脉,布有眶上神经、面神经分支。

【操作】轻压眼球向下，向眶缘缓慢直刺 0.5～1.5 寸，不提插。

眶八穴

"眶八穴"是多年来在临床实践中，总结前人经验，结合现代医学知识而发现的新穴位。"眶八穴"是由眶缘上四眶角点和四眶缘中点八个刺激点组成，故称"眶八穴"。这八个刺激点，沿眶壁刺到球后的眶上裂和眶下裂交会处，直抵鞍背和鞍旁附近。

"眶八穴"由上穴、下穴、内穴、外穴、内上穴、内下穴、外上穴、外下穴组成。眶缘近似于圆角方形，内侧缘中点和眶缘四角即是穴位。内侧缘中点为"内穴"，外侧缘中点为"外穴"，上缘中点为"上穴"，下缘中点为"下穴"，眶缘四角为四个穴，鼻侧上角谓"内上穴"，鼻侧下角谓"内下穴"，颞侧上角谓"外上穴"，颞侧下角谓"外下穴"。以下将其定位分述如下。

上穴

【位置】眶上缘内，上明穴外 3.5mm。

下穴

【位置】眶下缘内，承泣穴外 3.5mm。

内穴

【位置】眶内侧缘，内眼角上 1.5mm。

外穴

【位置】眶外侧缘，外眼角上 1.5mm。

内上穴

【位置】眶上缘和眶内侧缘相交角处缘内。

内下穴

【位置】眶下缘与眶内侧缘相交角处缘内。

外上穴

【位置】眶外侧缘和眶下缘相交角处缘内。

外下穴

【位置】颞侧下角。

【操作】以上八穴操作均同,即从眶缘内进针沿眶壁或眶角壁刺入,沿眶壁直达眶尖,成人深度45~50mm;小幅度提插或不提插,多捻转,得气后即可出针,也可留针20~30分钟。

正光$_1$

【位置】位于眶上缘外3/4交界处,即攒竹与鱼腰穴之间,眶上缘下方。

【操作】用梅花针在穴位表皮的0.5~1.5cm直径范围内,均叩打20~50下。或将梅花针按晶体管医疗仪通电,以病人能耐受为宜。

正光$_2$

【位置】位于眶上缘外1/4与内3/4交界处,即丝竹空与鱼腰穴之间,眶上缘下方

【操作】同正光$_1$。

慧光

【位置】患者平卧头侧转，在颈部侧后方，沿环状软骨向后划一水平线和耳后乳突的垂直线相交处。

【操作】直刺3分，平补平泻不留针，使针感达同侧颞颥部及眼眶。

明察

【位置】外踝上八寸，靠腓骨前缘。

【操作】直刺1~1.5寸，留针10~15分钟，使针感达下肢外侧。

消翳

【位置】在眶外缘中点下方2分。

【操作】患者平卧，针从眶外缘下方，眶缘与眼球之间垂直刺入，针尖向后、向内、稍向上刺入，针体与眼球相贴深1~1.5寸，12~14岁刺入1寸，留针10~15分钟，每隔5分钟轻捻1~2圈使针感达整个眼眶。

鱼腰

【位置】眉毛正中处。

【解剖】在眼轮匝肌中，有额动、静脉外侧支，布有眶上神经、面神经的分支。

【操作】直刺0.1寸或用提捏进针法，可沿皮向左右两旁刺入，透至攒竹或丝竹空，进针0.5~1寸。针感：局部酸胀，有时可扩散至眼球发胀，或向左右传导。

青少年近视中医疗法

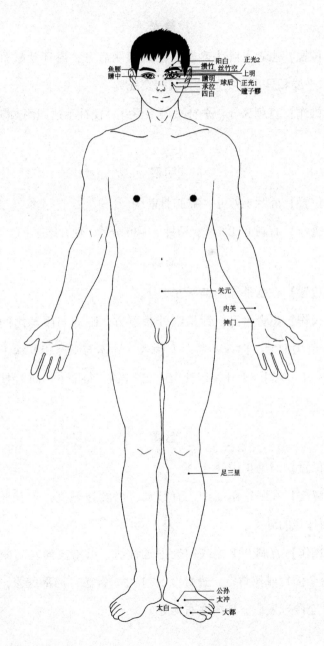

第三章 调治近视的体穴疗法

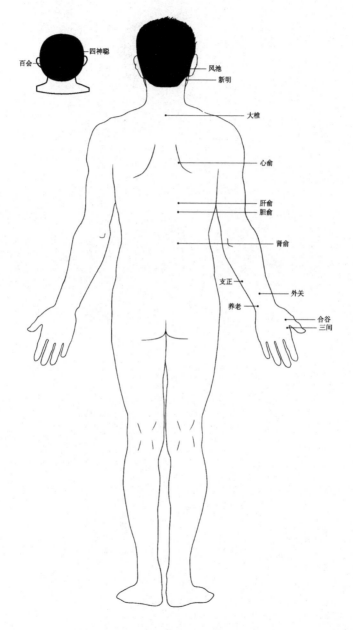

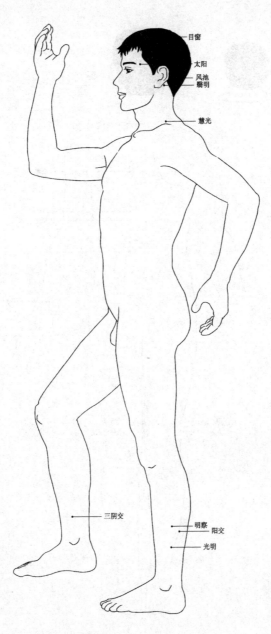

第三章 调治近视的体穴疗法

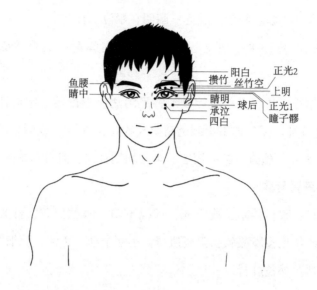

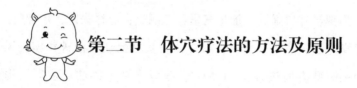

第二节 体穴疗法的方法及原则

一、体针疗法

近视的治疗应遵循中医辨证施治的原则,据不同体质、不同的病情而施以不同的治疗。临床分为二型,即气虚神伤与肝肾亏虚,分述如下。

1. 气虚神伤

症状:能近视而不能远视,眼易疲劳,或伴夜寐多梦,恍惚健忘,心烦不宁,体倦无力。苔薄白,脉细弱。

治则:培补心气。

选穴：心俞、神门、关元、睛明、承泣、攒竹。

加减：若食少，加足三里；便溏，加脾俞；头目昏眩，加百会。

操作法：睛明、承泣针以平补平泻法，不捻转，不留针，或留针30分钟。攒竹向下斜刺透睛明穴约0.5~1寸，或横刺透鱼腰穴1~1.5寸，施以平补平泻法。余穴均用补法，且针后加灸。

2. 肝肾亏虚

症状：眼目昏暗，或干涩，远视不明，时见黑花，日久可成内障；或伴见腰膝酸软，阳痿遗精，小便余沥。舌淡，脉细弱。

治则：补益肝肾。

选穴：光明、风池、肾俞、肝俞、睛明、承泣、攒竹。

加减：脾胃虚弱，加足三里、三阴交；心悸失眠，加神门。

操作法：睛明、承泣、攒竹针法参见上述气虚神伤型。风池向对侧眼球方向进针1~1.5寸，施以平补平泻法。余穴均用补法，且针后加灸。

二、皮肤针疗法

选穴：眼区、风池、大椎、内关、肝俞、肾俞、心俞、胆俞。

操作法：眼区以轻叩刺，余处以中等叩刺，每日1次，10次为1疗程。或将梅花针按晶体管医疗仪通电，电源、电压的强度，以病人能耐受为宜。

三、灸法

选穴：取眼区穴太阳、阳白、四白，远端穴如足三里、光明、肝俞等。

操作法：用艾条温和灸（四肢穴亦可用艾炷直接灸），每次5~10分钟，隔日灸一次，10次为一疗程，也有人用核桃皮灸法治疗近视取得一定效果。

四、梅花针

梅花针是皮肤针的一种，是针头呈小锤形的一种针具。

1. 操作法。针具及叩刺部位用酒精消毒后，以右手拇指、中指、无名指、小指握住针柄，食指伸直压在针柄上，针头对准皮肤叩击，运用腕部的弹力，使针尖刺入皮肤后立即弹出。这样反复叩击，可根据病情需要按一定路线成行叩击，也可以在一定范围内环形叩击，或在一个点上进行重点叩击。

2. 刺激强度。叩刺分轻刺、重刺和中等刺法三种。轻刺用力较小，腕力轻，局部皮肤略有潮红，针尖接触皮肤的时间愈短愈好。重刺用力稍大，腕力重，局部皮肤明显发红湿润并可有轻微出血，针尖接触皮肤的时间可稍长。中等度刺法介于轻刺、重刺之间。

3. 疗程。每日或隔日1次。

4. 注意事项：

（1）针具要经常检查，注意针尖有否钩毛，针面是否平整。

（2）皮肤针叩刺时，针尖要垂直。

（3）局部皮肤如有溃疡或损伤者不宜使用。

（4）叩刺速度要均匀，防止快慢不一、用力不匀的乱刺。

5. 叩刺部位。治疗时须据不同病情可叩刺全身各处，在叩刺眼部时，第一行从眉头沿眉毛向眉梢部刺，第二行由目内眦经上眼睑刺至瞳子髎，第三行由目内眦经眶下缘刺至瞳子髎，但须以轻刺为度。

附：治疗近视，重点刺眼周围，按部位及穴位叩刺。

（1）按部位叩刺：取眼区（眶上缘、眶下缘排刺，在睛明、鱼腰、四白、太阳作重点叩刺）、后颈部、风池周围。

（2）按穴位叩刺：取正光、睛明、鱼腰、四白、太阳、风池为主穴，其他局部穴也可适当配用。远端穴取光明、丘墟。一般用中等刺激，隔日一次，12~16次为一疗程。

第三节　调治近视的体穴疗法

处方一

【穴位选取】主穴取攒竹、承泣。配穴取神门、太冲、支正、光明。

【治疗方法】上述穴位，每日针1次，留针半小时，15次为1疗程。停1周后，再行第2疗程。

【临床效果】24例有17例双目视力均提高0.5以上，5例提高0.2~0.4，2例无效。经3~6个月随访，保持疗效者20例。

【资料出处】针刺治疗24例青年人近视，上海中医杂志，1984（1）。

第三章 调治近视的体穴疗法

处方二

【穴位选取】主穴：睛明。配穴：攒竹、四白、太阳。

【治疗方法】睛明直刺 1~1.5 寸，微捻缓进，得气即止，不留针。其他穴位用捻转手法，中等强度刺激，得气后留针 30 分钟。3 次后隔日 1 次，10 次为 1 疗程，停 3~5 天后行第二疗程。

【临床效果】163 例 319 只患眼中，视力提高到 1.0 以上者 67 只眼，视力提高 3 行者 210 只眼，视力提高 2 行者 33 只眼，无效者 9 只眼。

【资料出处】针治青少年近视眼 163 例临床观察，新中医，1984（6）。

处方三

【穴位选取】患者取坐位，沿耳垂后缘至风池的交点即为近视无名穴。

【治疗方法】针刺近视眼同侧穴位，进针走向稍偏上方，针刺呈 30°角，深度为 2 寸，中等强度捻转至胀麻为止。留针 15 分钟，每天 1 针。

【临床效果】145 例患者中，视力达 1.0 以上者 96 只眼，视力提高 4~5 行者 68 只眼，视力提高 2~3 行者 94 只眼，无效 38 只眼。

【资料出处】针刺治疗假性近视 145 例，陕西中医，1984（5）。

处方四

【穴位选取】承泣、睛明、目$_1$、目$_2$（均双侧）、合谷（单）。

【治疗方法】常规消毒后取1~1.5寸毫针,刺入穴位得气后留针10~15分钟,起针后以干棉球按压针眼3分钟以免出血。以上穴位交换针刺,每次不超过6穴,每日1次,10天为1疗程,疗程间隔2日,共治2~3疗程。除眼区外,其他穴位用中等度手法。

【临床效果】痊愈(裸眼力由0.2恢复到1.0~1.5)254只眼,占52.3%;好转(裸眼视力比治疗前增长1倍以上到0.9)229只眼,占47.1%;无效3只眼,占0.6%。

【资料出处】近视247例针刺疗效观察,四川中医,1985(10)。

处方五

【穴位选取】

1组:攒竹、丝竹空、足三里;

2组:阳白、四白、足三里;

3组:上睛明、四白、足三里,均双侧。

【治疗方法】以第1、2组交替使用,如视力低于0.1者,取第3组穴。留针25分钟,每日1次,10天为1疗程。

【临床效果】113例221只眼,显效91只眼,有效105只眼,无效25只眼。一般治1~2疗程,视力均有不同程度的提高。

【资料出处】针刺治疗青少年真性近视113例,陕西中医,1985(9)。

验方六

【穴位选取】睛明、丝竹空、瞳子髎、合谷、睛明穴,配丝竹空、瞳子髎、合谷。

【治疗方法】睛明穴进针后采用震颤法，感应明显时可扩散到整个眼球，或有酸胀感，然后针其他穴，有时配合眼药水治疗。

【临床效果】本组103只眼，视力达到正常8只，显效（视力提高3级）50只，进步（提高1~2级）39只，无效6只。

【资料出处】针刺治疗103只近视眼小结，浙江中医学院学报，1983（3）。

验方七

【穴位选取】承泣。

【治疗方法】用1.5寸30号毫针从承泣穴进针，以30度角向睛明方向斜刺，约刺入1寸左右；待眼区周围有酸胀感或流泪时，留针5分钟。针刺手法不宜大幅度的捻转提插。

【临床效果】治愈，视力>1.0，299只眼；显效，视力增加视力表3行以上者，485只眼；好转，视力增加1~2行，667只眼；无效93只眼。

自针后1~2年随访。针后1年随访88例164只眼，保持针后视力99只眼，视力减退65只眼。针后2年随访24例48只眼，保持针后视力20只眼，视力减退15只眼，退至针前视力或更差者13只眼。

【资料出处】针刺治疗近视900例疗效观察，黑龙江中医药，1982（2）。

处方八

【穴位选取】主穴取睛明;配攒竹、四白。

【治疗方法】睛明穴以30号毫针直刺1~1.5寸,得气即止;其他穴位用捻转手法,中等强度刺激,得气后留针20~30分钟,每日1次。连续针治3次后,再隔天1次。10次为1疗程,疗程间隔3~5天。

【临床效果】本组病例1866例,结果:痊愈(视力提高1.0以上)1741只眼,显效(视力提高3行)1335只,进步493只,无效133只。总有效率为96%。

【资料出处】针刺治疗青少年近视眼1866例临床疗效观察,中级医刊,1986(4)。

处方九

【穴位选取】主穴取睛明;配以攒竹、四白、瞳子髎。

【治疗方法】睛明穴以30号毫针直刺1~1.5寸微捻缓进,得气即止不留针。其他穴位用捻转手法,中等强度刺激,得气后留针20~30分钟,连针3次后隔日1次,10次为1疗程,疗程间隔3~5日。

【临床效果】本组213例402只眼中,痊愈78只眼,显效70只眼,进步50只眼,无效4只眼。

【资料出处】针治青少年近视眼213例初步体会,南京中医学院学报,1986(3)。

第三章 调治近视的体穴疗法

处方十

【穴位选取】承泣、翳明、风池。

【治疗方法】用 30 号 1.5 寸毫针，在承泣穴进针，以 30 度角向睛明方向斜刺。刺入 1 寸左右，眼区周围有酸胀感或流泪时，轻轻捣刺 3~5 次，然后留针 10 分钟。针法要轻，不宜大幅度捻转提插，出针后用棉球压迫局部 1~2 分钟。翳明和风池穴，用 28 号 1.5 寸毫针刺入 0.8 寸左右，取得针感后留针 10 分钟。每日针 1 次，10 次为 1 疗程，疗程间隔 3 日。

【临床效果】治疗 1100 例 1894 只眼，近期痊愈 369 只眼，显效 555 只眼，好转 773 只眼，无效 198 只眼。

【资料出处】针刺治疗近视眼 1100 例疗效观察，中国针灸，1986（1）。

处方十一

【穴位选取】光明配外关，太冲配合谷。

【治疗方法】上述两组穴位交替针刺。治疗时均以手法运针，平补平泻。进针得气后，以小幅度捻转，震颤激发和保持感传，感传显著程度分五级：Ⅰ级，感传上达面部；Ⅱ级，感传超过相应经脉全程的一半，但未达面部；Ⅲ级，感传不及相应经脉全程的一半；Ⅳ级，无感传；Ⅴ级，针感向离中方向传导。15 天为 1 疗程，共两个疗程，疗程间隔 1 周。

【临床效果】182 只患眼中，有 157 只视力有不同程度的提高，其中 42 只眼视力恢复正常（1.0 以上）。

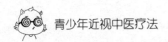

【资料出处】激发循经感传治疗青少年近视眼100例的疗效观察，中国针灸，1986（1）。

处方十二

【穴位选取】以四肢末梢穴位为主，有时配合局部取效穴。下肢部穴位，取大都、太白、公孙；上肢部穴位，取三间、合谷；头部穴位，取风池、攒竹、太阳、丝竹空等。

【治疗方法】上述穴位，每次治疗选3个主穴，必要时加配穴。手法用平补平泻法，留针30分钟，间日针治1次，10次为1疗程。

【临床效果】本组250例，显效者42眼，中度有效者105眼，轻度有效者64眼，总有效数为211眼，有效率为84.4%。

【资料出处】焦国瑞著《针灸临床经验辑要》。

处方十三

【穴位选取】主穴：睛明、鱼腰、瞳子髎、合谷。配穴：(1) 第二胸椎棘突，左右旁开一寸，向下平刺一寸，轻刺激，平补平泻，(2) 风市上一寸，左右各有一穴，直刺一寸，平补平泻。(3) 承泣、风池、足光明。

若患者为脾胃虚弱或先天性弱视，可采用补脾健胃，行气活血。其处方为睛明、合谷、足三里、公孙。

【治疗方法】以上治疗方法两天1次，10次为1疗程，疗程间隔5~7天。

此疗法以针刺治疗为主，眼力训练和做眼保健操为辅。

第三章 调治近视的体穴疗法

眼力训练，经常远望（如树林、远山、彩云……）每次15分钟左右。

眼保健操：①两眼轻闭，两手食、中两指指腹同时在两侧眶下缘做旋转按摩，顺时针、逆时针各10圈。②以双手大拇指指腹向上按鱼头、鱼腰各10次。③以两手食指指腹旋揉双目内眦20~30次，再揉双目锐眦20~30次。

【临床效果】1013例2021只眼，经7次以上的治疗，视力恢复到1.0以上有425只眼，视力提高3行，但未达1.0有1091只眼，视力提高1~2行有472只眼，治疗后视力不变或提高未达1行者有33只眼。

远期疗效：自停诊后3个月至2年632只眼随访结果，（1）较停诊时视力继续好转者164只眼。（2）保持停诊时视力者234只眼。（3）较停诊时视力减退，但未退回原来视力者183只眼；退回治疗前视力或更差者51只眼。

【资料出处】青少年近视的针刺治疗与近、远期疗效观察，上海中医药杂志，1990（4）。

处方十四

【穴位选取】选穴以睛明和攒竹两穴为主，丝竹空和承泣为辅。

【治疗方法】取GM-Ⅱ型近视治疗仪输出端的正负两极，对准攒竹穴（左、右各一极），接触皮肤，垂直向穴位微微用力。调节治疗仪的强度，以患者有光感、针刺感或振动感为度，或以患者能接受为准。治疗此穴 5 分钟,治疗结束。若双眼患近视,则用丝竹空和承泣穴的辅助极。每次治疗时间为 10 分钟,一周 3 次,10 次为一疗程。

【临床效果】经 1 疗程的治疗,64 例 126 只眼视力提高 3 行以上,或治疗后视力达到 1.2 以上 43 只眼,视力提高 64 只眼,视力不变有 19 只眼,总有效率为 84.92%。

【资料出处】四种经穴疗法治疗青少年近视眼疗效观察,中国针灸,1990(5)。

处方十五

【穴位选取】1. 攒竹、丝竹空、太阳、承泣;2. 睛明、鱼腰、新明、球后。两组穴位交替使用。

【治疗方法】用 5 号或 4 号注射针头插入穴位,待病人有酸、胀或突然产生弹跳等现象后,再将每毫升内含 1 毫克维生素 B 的注射液缓缓注入 0.2 毫升,中药王不留行籽贴压耳穴肝耳、肝阳$_1$、肝阳$_2$、目$_1$、目$_2$、眼耳穴,配穴为治近$_1$、治近$_2$、治近$_3$,如有散光加额耳、太阳、枕耳穴。将王不留行籽放在 0.7cm^2 大小的麝香虎骨伤湿膏胶布的中心,然后将胶布对准耳穴贴压,每耳取 6 个穴位,两耳同时粘贴。每天按压贴药处 3~4 次,每次 30 下,每 10 天 1 次,每 3 次为 1 疗程。治疗期间,假性近视患者不宜戴眼镜。

【临床效果】经治疗,在 180 例病人 345 只眼中,视力提高到 1.0 以上者有 99 只眼,视力提高 3 行以上者有 185 只眼,视力提高1~2行者有61只眼，总有效率为100%。

【资料出处】穴位注射及耳压疗法治疗青少年近视180例，针灸学报，1990（1）。

处方十六

【治疗方法】

（1）用王不留行籽贴压一侧耳穴神门、交感、肝、心、颈椎、脑点、眼、目$_1$、目$_2$，三日后换贴对侧。嘱患者每日按摩贴压的耳穴5次，每次5至10分钟。

（2）用穴位刺激仪中的一个吸头式电极吸在大椎穴上，用另一个夹着湿棉球电极在眼睛周围划20圈，刺激鱼腰、四白、承泣、球后、太阳、攒竹，然后刺激风池、合谷。每个穴位刺激2分钟，每日治疗1次，每7次为1疗程。

【临床效果】视力提高2行以上或恢复至1.5者有48只眼，视力提高1至2行者有13只眼，经2个疗程的治疗视力不变7只眼。

【资料出处】综合疗法治疗近视眼34例，针灸学报，1990（1）。

处方十七

【治疗方法】对病程短、年龄9~14岁、视力<1.0、屈光度在-100~-250度之间、眼底正常、未配戴镜者，采用耳针眼穴埋针法，每周1次，10次为1疗程。对病程3~5年、年龄14~15岁、视力<0.6、屈光度-250~-400度、眼底视网膜呈轻度退行性变、未戴眼镜或不经常戴镜者，除采用上述方法外，还可针刺承

泣、眉梢、翳明、风池、睛明等，每日或隔日1次。口服维生素B或呋喃硫胺，用近视明药水滴眼，还可用维生素注射液肌注或穴位注射（每次注射1~2穴，穴位同上），每穴注射0.3~0.5毫升。均须坚持做眼保健操。

【临床效果】治疗对象：假性近视和中性近视300例，582只眼。年龄在9~14岁、视力低于1.0者，经一疗程治疗，视力达1.0~1.5有126例（242只眼）。年龄在15~17岁、视力低于0.8者，经两疗程的治疗，视力达1.0~1.2有104例（201只眼）。年龄在17~20岁、视力低于0.6者，经三疗程针刺及配合药物治疗，视力达0.8~1.0有44例（88只眼）。

【资料出处】中西医结合治疗青少年近视300例，辽宁中医杂志，1985（10）。

处方十八

【穴位选取】取腕踝针上$_1$（在小指侧的天骨缘前方，用拇指端按压的凹陷处）；耳针：眼；体针：三阴交。

【治疗方法】每次取四个穴位，如腕踝针上$_1$、眼（均双），每次注入人胎盘组织液0.5毫升。每次均取眼穴，其他两穴交替使用。每周3次，5次为1疗程，疗程间隔4~5天，可行第2疗程。

【临床效果】治疗后视力上升有43例，视力不变有7例。

【资料出处】胎盘组织穴位注射治疗青少年近视50例，陕西中医，1985（12）。

处方十九

【穴位选取】主穴：睛明、合谷、丝竹空、瞳子髎；配穴：光明、目窗、风池。

【治疗方法】每次取 2 至 4 个穴位，留针或动留针 15~20 分钟。穴位注射取穴：肝俞、肾俞、足三里、瞳子髎等。注射药物：选用维生素 B_{12} 注射液 1~2 毫升（0.1~0.5mg）或复方当归注射液 1~2 毫升；每次注穴 1~2 穴。每天或隔天治疗一次，一般 10 次为一疗程，疗程间隔 5~10 天。

【临床效果】在 231 例患者中，平均每人治疗 9.1 次，治疗后，视力恢复至 1.0 以上有 69 只眼，视力提高三级，但未达 1.0 有 175 只眼，视力提高 1~2 级有 182 只眼，视力不变或提高不到 1 级有 19 只眼，治疗总有效率为 95.73%。

【资料出处】针刺配合穴位注射治疗青少年近视眼，浙江中医学院学报，1990（1）。

处方二十

【穴位选取】睛明、承泣、攒竹。

【治疗方法】采用 He-Ne 激光针灸仪，将激光针头与穴位皮肤靠紧垂直射入。每对穴位照射 5 分钟，每日 1 次，10 日为 1 疗程。

【临床效果】接受治疗的 159 只眼，视力恢复正常率为 3.7%，增进率为 58.49%，总有效率为 62.26%，平均增进数为 1.93 行。

【资料出处】激光针灸治疗近视 80 例，山东中医杂志，1988（4）。

处方二十一

【穴位选取】睛明、承泣、合谷（均可）。

【治疗方法】患者坐位，双目闭合，用氦氖型激光机光束垂直照射穴位，每穴2分钟，隔日1次。

【临床效果】接受治疗的200例384只患眼中，治疗后视力提高4行以上有69人，视力提高1~2行者114例，治疗无效为17人，治疗总有效率为91.5%。

【资料出处】氦氖激光治疗低度近视疗效观察，上海针灸杂志，1986（3）。

处方二十二

【穴位选取】以足三阳经穴为主，第一疗程取穴风池、睛明、四白，配腕踝针双侧上"1"、上"2"，第二疗程加承泣，第三疗程加瞳子髎，除承泣。

【治疗方法】针风池深1~1寸2分，针睛明深5~8分，针四白深3~5分，手法是针风池用泻法，其余诸穴用补法，针睛明穴的同时并用G6805电针治疗仪，以能耐受为限，留针30分钟，10次为1个疗程。

【临床效果】经1~3疗程的治疗，36例视力恢复到1.0以上，270例视力提高3行以上，366例视力增加1~2行，13例治疗无效。

【资料出处】针刺治疗近视眼685例，浙江中医杂志，1989（4）。

第三章 调治近视的体穴疗法

处方二十三

【穴位选取】主穴睛明。配穴：攒竹、四白、太阳。

【治疗方法】睛明直刺1~1.5寸，微捻缓进，得气即止，不留针。其他穴位用捻转手法，中等强度刺激，得气后留针30分钟。连续针治3次后隔天一次，以10次为一疗程，疗程间隔3~5天。

【临床效果】治疗对象：年龄9~18岁之间，视力0.9以下。319只眼，视力提高到1.0以上者67只眼，视力提高3行者210只眼，视力提高2行者33只眼，治疗无效9只眼，总有效率为97.18%。

【资料出处】针治青少年近视眼163例临床观察，新中医，1984（6）。

处方二十四

【穴位选取】承泣、睛明。

【治疗方法】用1.5寸毫针从承泣穴进针，以30度角向睛明方向斜刺，约刺入1寸左右；待眼周有酸胀感或流泪时，留针5分钟；针刺手法要轻，不宜大幅度捻转提插。每日针一次，10次为1疗程。

【临床效果】治疗年龄在20岁以下，900例，1544只眼。视力达1.0以上299只眼，视力增加3行以上485只眼，视力增加1~2行667只眼，针刺后视力不变或增加不足1行有93只眼。

【资料出处】针刺治疗近视900例疗效观察，云南中医杂志，

1982（3）。

处方二十五

【穴位选取】以承泣为主穴，翳明、风池为配穴。

【治疗方法】用 30 号 1.5 寸毫针在承泣穴进针，以 30 度角向睛明方向斜刺。刺入 1 寸左右，眼区周围有酸胀感或流泪时，轻轻捣刺 3~5 次，然后留针 10 分钟。针法要轻，不宜大幅度捻转提插。翳明和风池穴，用 28 号 1.5 寸毫针刺入 0.8 寸左右，取得针感后留针 10 分钟。每日针 1 次，10 次为 1 疗程，疗程间隔 3 天。一般治疗 2~4 个疗程。

【临床效果】治疗年龄 20 岁以下，1109 例，1894 只眼，近期疗效有 369 只眼视力上升至 1.0，555 只眼视力增加 3 行以上、尚未达 1.0，772 只眼视力增加 1~2 行，198 只眼视力不变。对 129 人、212 只眼视力达 1.0 以上的病人随访 6 月~2 年，表明 2 年后仅 1/3 保持针后视力。

【资料出处】针刺治疗近视眼 1100 例疗效观察，中国针灸，1986（1）。

处方二十六

【穴位选取】承泣、睛明、目$_1$、目$_2$（均双侧）、合谷（单）。

【治疗方法】常规消毒后取 1~1.5 寸毫针，刺入穴位得气后留针 10~15 分钟。以上穴位交替换针刺，每次不超过 6 穴，每日 1 次，10 天为 1 疗程，疗程间隔 2 天，共治 2、3 疗程。除眼区穴外，其他穴位用中等强度手法。

第三章 调治近视的体穴疗法

【临床效果】年龄6~38岁，247例，486只眼。254只眼视力由0.2恢复到1~1.5，229只眼视力比治疗前增长1倍以上到0.9，3只眼治疗无效，总有效率为99.4%。

【资料出处】近视247例针刺疗效观察，四川中医，1985（10）。

处方二十七

【穴位选取】主穴取攒竹、承泣，配穴取神门、太冲、支正、光明。

【治疗方法】每日针1次，留针半小时，15次为1疗程，疗程间隔1周。

【临床效果】治疗24例17~20岁患者，视力在0.1~0.4之间。治疗后双目视力均提高0.5以上者17例，提高0.2~0.4者5例，无效2例。经3~6个月随访，保持疗效者20例。

【资料出处】针刺治疗24例青年人近视，上海针灸杂志，1984（1）。

处方二十八

【穴位选取】主穴：承泣、下睛明，配穴：养老、合谷。

【治疗方法】进针1.5寸，得气后再用经络近视仪分别刺激上述穴位。留针15分钟，拔针后按压眼部穴位片刻，每天治疗1次，10天为1疗程。

【临床效果】停止治疗1年后经复查100例200只眼，结果：目前视力仍高于治前5行以上者有42只眼，97眼目前视力高于治前2行，61眼无效，总有效率为69.5%。

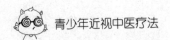

【资料出处】针刺配合经络近视治疗仪治疗近视眼远期观察100例,浙江中医杂志,1986(7)。

处方二十九

【穴位选取】1.攒竹、丝竹空、足三里。2.阳白、四白、足三里。3.上睛明、四白、足三里(均取双侧)。

【治疗方法】以第一、二组穴为主交替使用,如裸眼视力低于0.1或0.1左右者,取第三组穴。采用直刺,轻捻留针20分钟。每日一次,十天为一疗程。经复查有进步,可行下一疗程。

【临床效果】共治疗221只眼,视力增进3~8行有91只眼,视力增进1~2行有105只眼,治疗后视力不变为25只眼,治疗总有效率为88.7%。

【资料出处】针刺治疗青少年真性近视113例,陕西中医,1985(9)。

处方三十

【穴位选取】Ⅰ组:百会、太阳。Ⅱ组:目$_1$、目$_2$、眼、肝。Ⅲ组:近视眼药水。

【治疗方法】Ⅰ组:用传统毫针刺法、平补平泻手法留针30分。Ⅱ组:以王不留行粒贴压,每3天左右交换1次,每日自行按压5次,每次2分钟。Ⅲ组:每日滴2次。

【临床效果】14~21岁,病程0.5~11年,共326例。Ⅰ组平均提高0.28,Ⅱ组平均提高0.20,Ⅲ组平均提高0.15。两个针刺组显效率为31.3%,总有效率75.0%;药物组显效率为0.42%,总有效率25.0%。

【资料出处】针刺对近视眼病人视力影响的临床实验观察，针灸学报，1989（4）。

处方三十一

【穴位选取】睛明穴。

【治疗方法】深刺1~2寸，留针20~30分钟。一般不提插不捻转，多呈现酸胀感。每日治疗1次，10次为1疗程，间休3~5天。

【临床效果】20岁以下，67例。基本治愈21例（31.3%），显效25例（37.3%），总有效率为68.6%。

【资料出处】同上。

处方三十二

【穴位选取】

1. 慧光穴，在颈部侧面的后方，沿环状软骨向后画一水平线和耳后乳突的垂线相交处。针时患者平卧，头侧转，直刺3分深，平补平泻不留针，针感可达同侧颞颥及眼眶（注：本穴使用宜慎）。

2. 明察穴，在外踝直上8寸，靠腓骨前缘直刺1~1.5寸，留针10~15分钟，针感可达下肢外侧。

3. 消翳穴，在眶外缘中点下方2分。针时患者平卧，针从眶外缘下方、眶缘与眼球之间垂直刺入，然后针尖向后、向内、稍向上刺入（眶尖方向），针体和眼球相贴；深度1~1.5寸，留针10~15分钟，每隔5分钟作轻微捻转1~2圈，以增强刺激，针感可达整个眼眶。

【治疗方法】以上3穴,每2天针1次,10次即可见效。在针刺的同时,结合新法眼保健操,予以巩固疗效。本法以按摩穴位为主,首先以两拇指轻轻旋转揉压左右切迹穴100次,接着轻轻揉压球后穴50次,再以同法揉压上球后穴50次,同时按摩睛明、四白、太阳、风池等穴各50次,每天做1~2次。

【临床效果】接受治疗的74例真性近视患者,经针刺10次,并辅以新法眼保健操,147只眼治愈及显效率为68.0%,有效率99.3%。视力在1.0以上者有31只眼,视力增加3排以上有69只眼,视力增加1~2排以上有46只眼,视力不变有1只眼。其中58例(116只眼)经半年以上随访,治愈率63.2%,有效率96.6%。10例假性近视患者,经针刺10次,并辅以新法眼保健操,19只眼中视力提高到1.0以上有12只眼,视力增加3排以上4只眼,视力增加1~2排以上3只眼。

【资料出处】针刺慧光、明察、消翳三穴治疗青少年近视112例观察,浙江中医杂志,1983(7)。

处方三十三

【穴位选取】光明配外关,太冲配合谷。

【治疗方法】两组穴位交替针刺。治疗时均以手法运针,平补平泻。进针得气后,以小幅度捻转,震颤激发和保持感传。15天为一疗程,共两个疗程,疗程间隔一周。

【临床效果】治疗视力在1.0以下的100名在学青少年。经过两个疗程的治疗,182只患眼中有157只视力有不同程度的提高,

第三章 调治近视的体穴疗法

有效率为86.3%，其中42只眼视力恢复正常，占23.1%。视力提高0.5以上有49只眼，提高0.3~0.4有41只眼，提高0.1~0.2有67只眼，治疗后视力不变有25只眼。

【资料出处】激发循经感传治疗青少年近视眼100例的疗效观察，中国针灸，1986（1）。

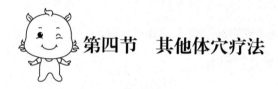

第四节　其他体穴疗法

处方一

【穴位选取】枕上前线为主，额中线为辅

【诊疗方法】以上两穴均针尖向下刺1寸，双侧近视的针枕上旁线二线，单侧的刺健侧，得气后用九补法，即大拇指向前捻针9次，每隔5~10分钟运针1次，留针30分钟以上。每日1次，10次为1疗程，疗程间隔5日，共治疗两疗程。

【临床效果】本组20例38只眼经治疗，视力较治前提高6行或达1.0以上有4只眼，视力提高4行以上5只眼，提高2行以上21只眼，无效8只眼。

【资料出处】头皮针治疗青少年近视眼20例疗效观察，辽宁中医杂志，1986（3）。

处方二

【穴位选取】取枕上旁线为主，额中线为辅

【诊疗方法】针尖均向下刺一寸。双侧近视的针枕上旁线二线,单侧的患左刺右,得气后用九补法即大拇指向前捻转九次,每隔5~10分钟运针1次,留针半小时以上。每日1次,10次为一疗程,每一疗程间休息5天,共治疗两疗程。

【临床效果】经治疗,视力提高6行或1.0以上有4只眼,视力比原来提高4行以上有5只眼,视力比原来提高2行以上有21只眼,未提高或提高不到2行有8只眼。

【资料出处】同上。

处方三

【穴位选取】枕上旁线(位于头枕部,枕上正中线外开半寸之双侧平行线上)。凡双眼近视者针双侧,单眼近视者针对侧枕上旁线。

【诊疗方法】用28号1.5寸毫针进针1.0~1.4寸,接着用"抽气法"运针,即用暴发力,迅速而有力地将针柄抽提1~3分,而针体则基本不动。待得气后留针1~2小时,每日1次,10日为1疗程,疗程间隔3~5日。

【临床效果】经治疗3个疗程后,200例382只患眼中,视力达1.0以上有37只眼,视力提高0.3以上、但未达1.0有172只眼,视力上升0.1~0.2有245只眼,治疗无效有28只眼,治疗总有效率为92.7%。

【资料出处】头皮针治疗假性近视200例,浙江中医杂志,1990(7)。

第三章 调治近视的体穴疗法

处方四

【穴位选取】头针，选用视区和枕中线。

【诊疗方法】用2寸30号针平刺上穴，然后加电脉冲刺激，强度和频率选择以患者能够耐受或有针感为标准。每次行针10分钟，每周3次，10次为1疗程。

【临床效果】经1疗程的治疗132只患眼，视力提高3行或治疗后视力达到1.2以上有13只眼，视力提高1~2行有68只眼，视力未提高占51只眼，总有效率为61.36%。

【资料出处】四种经穴疗法治疗青少年近视眼疗效观察，中国针灸，1990（5）。

处方五

【穴位选取】主穴：四神聪、阳白、攒竹、鱼腰、丝竹空、睛明、睛中（眼球正中）、四白、太阳、风池、合谷。随症加减取穴：心俞、肝俞、胆俞、光明、照海、中渚、养老。根据近视轻重、年龄大小，每次选6~7穴交替使用。

【诊疗方法】选用可调磁提针，选择不同档次，学龄前儿童用1档500高斯（Gs），8~16岁用2档2000高斯（Gs），17~23岁用3档3000高斯（Gs）。将针体垂直放于穴位揉按，以产生酸、麻、胀感，按压力度以患者能耐受为度。头面及眼周穴位每穴揉按10秒钟，躯干和四肢穴位每穴40秒钟，频率3次/秒。然后在上穴施传统的揉、点、压、拿四种按摩方法，手法轻重以患者能耐受为度，眼周及头面每穴点9次，按揉70次；躯干和四肢每穴点 11 次，按揉 110 次。注意按摩睛中穴时，要用拇指指面轻而均匀地揉压，带动上眼睑，使眼睑内面与眼球发生摩擦。以上方法每次治疗 1 次，10 次为 1 疗程。

【临床效果】经 3 疗程的治疗，276 只眼中视力达 1.0 以上者有 201 只眼，视力提高 3 行、但不足 1.0 者有 53 只眼，视力提高 1~2 行者有 21 只眼，视力不变有 1 只眼，总有效率为 99.64%。

【资料出处】可调磁提针及穴位按摩治疗近视眼 150 例疗效观察，中国针灸，1990（4）。

处方六

【穴位选取】主穴：正光$_1$、正光$_2$，配穴：风池、内关（均为双侧）、大椎。

【诊疗方法】用梅花针于穴位周围 0.5~1 厘米叩打每穴 50~70 次，频率 70~90 次/分，每日 1 次，15 次为 1 疗程，疗程间隔 7 日。

【临床效果】用本法治疗 100 余例效果较好

【资料出处】梅花针治疗早期近视眼，山东医药，1980（5）。

处方七

【穴位选取】1. 主穴：正光$_1$、正光$_2$。2. 配穴：风池、内关、大椎。

【诊疗方法】梅花针按晶体管医疗仪通电，电源电压 9 伏，电流小于 5 毫安，以病人能耐受为宜。在穴位表面 0.5~1.2 厘米直径范围内，均匀叩打 20~50 下。隔日 1 次，15 次为 1 疗程，疗程间隔半个月。

【临床效果】

1. 疗效标准：痊愈：视力达 1.0 以上或视力增加 3 级（按视力表每一行或 0.01~0.09 为一级），显效：视力未达 1.0 者，增加 1~2 级者为进步；无增进或增加未达一级者为无效。

2. 治疗结果：本组 578 例，1144 只眼，痊愈 260 只眼，显效 692 只眼，进步 184 只眼，无效 8 只眼，不戴眼镜者疗效优于戴眼镜者。

【资料出处】电梅花针治疗青少年近视已戴和未戴镜的临床观察：附 1144 只眼分析，新中医，1980（6）。

处方八

【穴位选取】睛明、承泣。

【诊疗方法】将梅花针联接的电插头插入电麻仪横端的电极插孔内。治疗时，一般频率调至 2 至 3 的档位上。根据病人的需要，调节在电麻仪左端的强度旋钮，从"0"逐步向右调至所需的强度。上穴每穴 5 分钟，每天 1 次，10 次为 1 疗程。

【临床效果】272 只眼中，治疗 1 疗程恢复 7 只，显效或进步 157 只，无效 108 只；而在 2 个疗程的 100 只眼中恢复 4 只，显效或进步 76 只，无效 20 只；治疗 3 个疗程的 20 只眼中恢复 2 只，显效或进步 14 只，无效 4 只。

【资料出处】电梅花针治疗近视眼的工作小结，中级医刊，1995（7）。

处方九

【穴位选取】主穴：正光$_1$、正光$_2$；配穴：风池、内关、大椎。

【诊疗方法】1. 在以上穴位表皮的 0.5~1.5cm 直径范围内，均叩打 20~50 下。2. 按部位治疗，后颈部、眼区、颞部用梅花针叩打，用中等强度刺激。

【临床效果】本组病例 1158 例，共 2284 只眼，结果痊愈 494 只眼，显效 1307 只眼，进步 461 只眼，无效 22 只眼。

【资料出处】电梅花针治疗青少年近视眼的临床研究及正光穴对视力影响的观察，中国针灸，1985（8）。

处方十

【穴位选取】睛明、风池、承泣。

【诊疗方法】用 2 枚梅花针，接上半导体脉冲治疗仪，并通上 220 伏特的交流电。治疗时梅花针分别固定在双侧穴位上，3 个穴位交替针刺，10 分钟后更换穴位。每日 1 次，7 次为 1 疗程。

【临床效果】经 2~3 个疗程的治疗，视力提高 3 级有 38 只眼，视力提高 2 级有 102 只眼，视力提高 1 级有 242 只眼，视力不变有 18 只眼。

【资料出处】梅花针通电治疗青少年近视 200 例，浙江中医杂志，1989（6）。

处方十一

【穴位选取】1. 主穴：正光$_1$ 和正光$_2$；2. 配穴：风池、内关、大椎。（注：正光$_1$ 穴位于眶上缘外 3/4 与内 1/4 交界处，即攒竹

第三章 调治近视的体穴疗法

与鱼腰穴之间中点，眶上缘下方；正光$_2$位于上缘外1/4与内3/4交界处，即丝竹空与鱼腰穴之间中点，眶上缘下方）。

【诊疗方法】治疗时采用梅花针选用晶体管医疗仪通上电，电源电压用9伏（直流）干电池，电流小于5毫安，电流量以病人能耐受为宜。在穴位表皮上0.5~1.2cm直径范围内，均匀叩打20~50下。隔日治疗一次，15次为一疗程，疗程间隔半个月。让患者学会在正光穴进行自我按摩，坚持一天做2~3次，每次每只眼按摩50~100圈。提醒患者要保护视力，看书姿势要端正。

【临床效果】治疗20岁以下青少年578例，1144只眼。经过7次以上的治疗，视力达1.0或以上者有260只眼，视力增加3级，但未达1.0者692只眼，视力增加1~2级者有184只眼，治疗无效8只眼。

【资料出处】电梅花针治疗青少年已戴和未戴镜的临床观察，新中医，1980（6）。

处方十二

【穴位选取】睛明、承泣。

【诊疗方法】用电梅花针浅刺所选的穴位，以感觉到局部有麻刺感为宜。每个穴位针刺5分钟，每天1次，10天为1疗程。疗程间隔10天。

【临床效果】经过2~3个疗程的治疗，120只患眼中视力增加到1.0以上有6只眼，视力增加1行以上有90只眼，治疗无效24只眼。治疗总有效率为80%。但三个月后随访，发现其远期疗效不佳，视力保持 1~3 行以上只有 5 只眼，其余都不变。

【资料出处】"电梅花针"治疗近视眼的工作小结，中级医刊，1985（8）。

处方十三

【诊疗方法】

电针：取穴丝竹空、攒竹、合谷，接通 G6805 电针仪，每日 1 次，留针 20 分钟。

电梅花针：将电梅花针依次置于丝竹空、睛明、四白、阳白、合谷穴，接通 G6805 电针仪，用连续波，频率 160 次/分，输出强度可根据病人的耐受能力进行调试，稍有麻感即可。每穴留针 5 分钟，10 次为 1 疗程。

耳压法：用胶布固定王不留行籽，贴于神门、肝、胆、眼、目$_1$、目$_2$、结节、下脚沟，两耳交替，隔日换贴 1 次，5 次为 1 疗程。治疗期间，忌食辛辣之品，尽量不看电视、书报，经常远望，早睡早起。

【临床效果】

电针组：20 例（40 只眼）经电针结合耳压治疗，有 3 例 6 只眼视力达 1.0 以上，随访 1 月视力未下降；17 例 34 只眼视力提高 2 行以上，但未达 1.0，随访 1 个月视力未下降。

电梅花针组：21 例 41 只眼经电梅花针结合耳压治疗后，有 4 例 8 只眼视力达 1.0 以上，17 例 33 只眼视力提高 2 行以上，但未达 1.0。以上经 1 个月的随访，视力均未下降。

【资料出处】电针、电梅花针结合耳压治疗青少年近视 41 例临床对照观察，江苏中医，1990（5）。

处方十四

【穴位选取】近视穴（泪点穴），光明穴（毫针刺穴）。

【诊疗方法】选 75 公斤重的健康活黑猪，取颈上的毛剪成 3cm 长，放入脱脂液内，1 小时后用手搓 15 分钟，然后用凉水洗净阴干，用 75% 酒精浸泡半小时，取出备用。取近视穴，轻轻翻拨开眼睑，暴露穴位。然后用本针直刺近视穴 1.5mm，继之斜向鼻侧约 45°进针 4~15mm，待有酸、麻感或流泪即起针。配用毫针刺光明穴。每周 3 次，10 次为 1 疗程，疗程间隔 5~7 天。

【临床效果】治疗年龄 22 岁以下，视力 0.8 以下，针刺组 84 例中 77 例视力上升 0.05~0.6。

【资料出处】猪鬃针治疗近视眼的初步观察，新中医，1983（12）。

处方十五

【穴位选取】选用与矫正近视功能有关的穴位 13 对，其中面部 5 对：阳白、上睛明、瞳子髎、承泣、睛明；耳部 7 对：神门、肾、肝、心、交感、眼、降压沟；脚底部 1 对：涌泉至然谷之"近视线"。

【诊疗方法】把贴耳穴的膏药剪成 4 毫米方块，贴面部穴位的膏药剪成 5×7 毫米长方块贴在穴位上。隔日换贴 1 次，10 次为 1 疗程。换药前 6 小时揭去膏药并洗净局部，治疗期间忌戴眼镜。

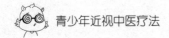

【临床效果】7~26岁219例436只眼，经5~18次治疗后，痊愈38眼，显效（视力提高5行以上）85眼，有效（视力提高2行）313眼；总有效率为100%。

【资料出处】麝香膏贴穴位治疗青少年近视眼219例，中国针灸，1989（1）。

处方十六

【穴位选取】肝俞、风池、睛明、太阳、合谷、养老、光明。

【诊疗方法】针刺时用平补平泻法，每日1次，5次为1疗程。针1疗程无效者，在第2疗程中加服中药，每日1剂。

药物组成：炙黄芪15克，党参15克，远志10克，菖蒲10克，茯苓12克，炙甘草6克。

【临床效果】120例中显效（1个月疗程后视力提高0.2~0.5）有48例，有效（2个疗程后视力提高0.1~0.2）60例，无效12例，总有效率90%。

【资料出处】针药并治青少年近视眼120例疗效观察，安徽中医学院学报，1986（4）。

处方十七

【穴位选取】取腕踝针上₁（小指侧的尺骨缘前方，用拇指端按压的凹陷处）

耳针：眼。

体针：三阴交。

【诊疗方法】以上诸穴，每次取4穴，每次注入胎盘组织液

0.5毫升。每次均取眼穴,其他两穴交替使用,每周3次,5次为1疗程,疗程间隔4~5天。

【临床效果】治疗51例,视力上升者43例,稳定7例。

【资料出处】胎盘组织液穴位注射治疗青少年近视51例,陕西中医,1985(2)。

处方十八

【穴位选取】睛明、太阳、四白。

【诊疗方法】按揉上睛明、鱼腰、太阳、悬厘穴,均8×8次;按揉抹眶下缘,每日2次。用MZ-1型脉冲仪,穴位分3组:1组双侧睛明穴,2组双侧太阳穴,3组双侧四白穴。每组脉冲刺激5分钟,频率80~100次/分,强度以患者能耐受为度。

【临床效果】本组病例704例1355只眼,显效147只眼,有效808只眼,总有效率70.48%。

【资料出处】用MZ-1型脉冲治疗仪治疗青少年近视眼704例临床疗效观察,中国针灸,1987(2)。

处方十九

【穴位选取】睛明、承泣、攒竹。

【诊疗方法】采用氦-氖激光针灸仪,将激光针头与穴位皮肤靠紧,垂直射入上述穴位,每对照射5分钟,每日1次,10日为1疗程。

【临床效果】对159只眼疗效分析,恢复正常率3.78%,增进率58.49%,总有效率62.26%,其平均增进行数为1.93行。

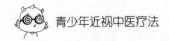

【资料出处】激光针灸治疗近视80例,山东中医杂志,1988(4)。

处方二十

【穴位选取】睛明、承泣、合谷(均双)。

【诊疗方法】患者坐位,双目闭合,用功率为2.5毫瓦的氦-氖激光,光束垂直照射睛明、承泣、合谷,每穴2分钟,隔日1次。

【临床效果】显效(视力提高4行以上)69例,占34.5%;有效(视力提高1~2行)114例,占57%;无效17例,占8.5%。总有效率达91.5%。

【资料出处】氦-氖激光治疗低度近视疗效观察,上海针灸杂志,1986(3)。

处方二十一

【穴位选取】主穴:承泣、下睛明;配穴:养老、合谷。

【诊疗方法】以上诸穴,进针1.5寸,得气后再用经络近视治疗仪分别刺激上述穴位,留针15分钟,拔针后按压眼部穴位片刻。每天1次,10天为1疗程。

【临床效果】200只眼中,显效42只眼,有效97只眼,无效61只眼,总有效率69.5%。

【资料出处】针刺配合经络近视治疗仪治疗近视眼远期观察100例,浙江中医杂志,1986(7)。

处方二十二

【穴位选取】主穴取承泣、下睛明;配穴取养老、合谷。

第三章 调治近视的体穴疗法

【诊疗方法】以上诸穴,进针1.5寸,得气后用经络近视治疗仪以按需电流量分别刺激上述穴位,留针15分钟,拔针后按压眼部穴位片刻。每日1次,10日为1疗程。

【临床效果】停止治疗1年和3年后100例分别显效42只眼(21.0%)、12只眼(6.0%),有效97只眼(48.5%)、37只眼(18.5%),无效61只眼(30.5%)、151只眼(75.5%)

【资料出处】针刺微电法治疗近视眼100例远期疗效观察,上海针灸杂志,1987(2)。

处方二十三

【穴位选取】四白

【诊疗方法】

(1) 体针:用一寸半毫针刺入四白,有针感后横透承泣,留针15分钟,隔日1次。

(2) 耳针埋藏:在耳区用毫针探导痛点,在痛点埋进耳针,用小胶布固定之。嘱患者每天在埋针处自行按摩3次,每次3-5分钟,15天为1疗程。

【临床效果】经1-2疗程的治疗,75只眼中治疗有效63只眼,占78.45%,无效12只眼。

【资料出处】体针和耳针埋藏治疗青少年近视眼43例疗效观察,中国针灸,1987(2)。

处方二十四

【穴位选取】腕踝针上$_1$点(小指侧的尺骨缘前方,用拇指端按压凹陷处)。

【诊疗方法】双眼近视取双侧,单眼取单侧。进针不应痛,留针1小时,留针时嘱患者向远方眺望。每日针1次,10次为1疗程,疗程间隔5日,一般治疗2-3疗程。

【临床效果】治疗151例229只眼,痊愈17只眼,显效97只眼,进步139只眼,无效46只眼,总有效率84.9%。

【资料出处】腕踝针治疗近视眼151例,上海针灸杂志,1987(4)。

第四章 调治近视的耳穴疗法

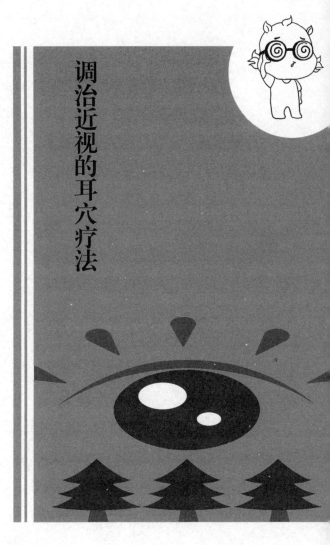

第四章 调治近视的耳穴疗法

耳穴是耳朵上的穴位。耳穴治病的历史很悠久,《内经》有三十多处记载。《灵枢·经脉》篇所载六条阳经分别循络耳中或耳围,故《灵枢·口问》篇说:"耳者宗脉之所聚也。"所谓宗脉所聚,是因为"十二经脉,三百六十五络,其血气皆上于面而走空窍。其精阳气上走于目而为睛,其别气走于耳而为听"。可见,耳穴的经脉与目(眼睛)的经脉是密切相关的,针刺或压迫耳穴可以起到明目、治疗近视的作用。

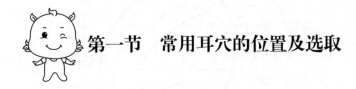

第一节　常用耳穴的位置及选取

为了说明常用耳穴的解剖部位,首先必须熟悉耳郭的解剖名称。

(1) 耳轮:耳壳最外圈的卷起部分。

(2) 耳轮脚:耳轮深入到耳腔内的横行突起部分。

(3) 耳轮结节:在耳轮后上方的突起部分。

(4) 耳轮尾:指耳轮末端与耳垂的交界处。

(5) 对耳轮:在耳轮的内侧,与耳轮相对的隆起部分。其上方有一分叉,向上分叉的一支为对耳轮上脚,向下分叉的一支称对耳轮下脚。

(6) 三角窝:指对耳轮上脚与下脚之间的三角形凹窝。

(7) 耳舟:耳轮与对耳轮之间的凹沟,又称舟状窝。

(8) 耳屏:耳壳前面的瓣状突起,又称耳珠。

(9) 对耳屏：指对耳轮下方与耳屏相对应的隆起部。

(10) 屏上切迹：指耳屏上缘与耳轮角之间的凹陷。

(11) 屏间切迹：指耳屏与对耳屏之间的凹陷。

(12) 屏轮切迹：对耳屏与对耳轮之间的稍凹陷处。

(13) 耳甲艇：耳轮角以上的耳腔部分。

(14) 耳甲腔：耳轮角以下的耳腔部分。

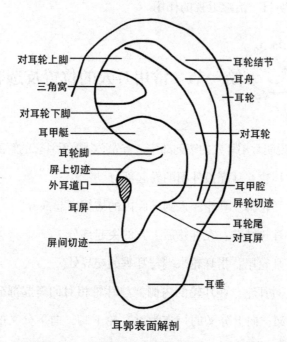

耳郭表面解剖

(15) 外耳道开口：耳甲腔前缘的孔窍，为耳屏所遮盖。

(16) 耳垂：耳壳下部无软骨之皮垂。

近视选穴的原则是：

(1) 辨证选穴，即根据中医的脏腑经络学说选用相关穴位，如近视属肝肾阴亏型，可选用肾穴、肝穴。

（2）对症选穴，如属于神经衰弱过分紧张引起的近视，应选皮质下穴。

（3）按病选穴，如眼病选目$_1$及目$_2$穴。

（4）效验穴，指临床上多次经验所得效验穴。

下面分别介绍近视常用穴

肝

【位置】胃、十二指肠穴的后方。

【解剖】位于耳甲艇部，即耳轮脚以上的耳腔部分。

肾

【位置】在对耳轮下脚的下缘，小肠穴直上方。

【解剖】同肝。

眼

【位置】将耳垂划分为九等分，名为九区，眼位于耳垂5区的中央。

【解剖】耳郭最下部，无软骨的皮垂。

目$_1$

【位置】在屏间切迹前下方。

【解剖】耳屏与对耳屏之间的凹陷。

目$_2$

【位置】在屏间切迹后下方。

【解剖】同目$_1$。

交感

【位置】在对耳轮下脚端与耳轮内侧交界处。

【解剖】在耳轮的内侧,与耳轮相对的隆起部,又叫对耳轮体,其上方有两分叉,向下分叉的一支叫"对耳轮下脚"。

神门

【位置】在三角窝耳轮内侧缘的中点。

【解剖】对耳轮上脚与下脚之间的三角形凹窝。

胰(胆)

【位置】在肝、肾穴之间,左耳为胰,右耳为胆。

【解剖】同肝。

肺

【位置】心穴的上、下、外三面。

【解剖】位于耳甲腔部,即耳轮脚以下的耳腔部分。

枕

【位置】在对耳屏外侧面的后上方。

【解剖】对耳轮下方与耳屏相对的隆起部。

皮质下

【位置】在对耳屏的内侧面。

【解剖】同枕。

脾

【位置】在肝穴下方,耳甲腔的外上方。

【解剖】同肺。

第四章 调治近视的耳穴疗法

心

【位置】在耳甲腔中心最凹陷处。

【解剖】同肺。

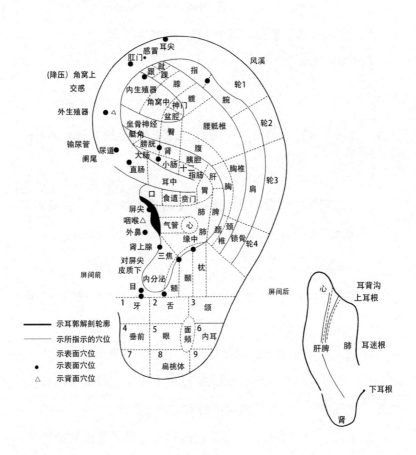

耳尖

【位置】耳轮顶端,将耳轮向耳屏对折时,耳轮上面的尖端处。

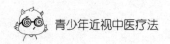

太阳

【位置】位于额与枕穴之间。

【解剖】同枕。

新眼点

【位置】食道、贲门穴的中下缘,肺穴的上缘。

【解剖】同枕。

第二节 耳穴疗法的方法及注意事项

耳穴的刺激方法随着现代科学及新技术的发展,愈益增加,下面仅就治疗近视常用的方法略述于下:

一、毫针法

毫针法是应用毫针针刺耳穴,以治疗疾病的一种最常用的方法。

1. 定穴:根据疾病,确定处方,在所选用的穴区内寻找反应点,作为刺激点,然后用针柄或探棒用力按压,使留有压迹。若探查不到反应点,就以耳穴定位的穴点进行治疗。

2. 消毒:严密消毒,一是针具的消毒,另外是皮肤消毒。耳穴皮肤消毒先用2%碘酒消毒,再用75%酒精消毒并脱碘。

3. 体位:一般均采用坐位,如遇初诊惧痛怕针、体弱病重患者则应采用卧位为好。

第四章 调治近视的耳穴疗法

4. 进针：选用消过毒的28号0.5寸毫针（少数也可选用30号或26号0.5寸针），对准敏感点，快速刺入1分多深，至软骨组织，以不穿透对侧皮肤为度。针刺深度依患者的具体情况，包括病情、诊断、体质和耐痛度等综合决定。体质强者用强刺激法，体质弱者用轻刺激法，可据病情捻针数秒钟后留针30~60分钟。在留针期间为提高疗效，可每隔10分钟运用手法再予刺激一次。

5. 起针：起针以消毒干棉球压迫针眼，以免出血。

6. 疗程：每天或隔天治疗1次。

针刺时一般反应较痛，有时会出现酸、胀、重、热、麻电等感觉，甚至向远处放散。

二、埋针法

埋针法是将皮内针埋于耳穴内治疗疾病的一种方法，皮内针刺入皮内是一种微弱而持久的刺激，它可达到持续刺激、巩固疗效或防止复发的功用。

（一）治疗方法

（1）首先在耳郭上找准病变的压痛点或用耳穴探测仪测得低电阻点。找准后，用探棒稍按压一下，可留下一个充血压痕标记。

（2）局部严密消毒，左手固定耳郭，绷紧埋针处皮肤，右手用镊子夹住皮内针针柄，轻轻刺入所选穴位皮内。一般刺入针体的2/3，再用胶布固定，可埋置5~10天。

（3）一般埋患侧单耳即可，必要时可埋双耳。每日按压数次，以加强刺激。

（二）注意事项

（1）如埋针处疼痛加剧而影响睡眠时，则应适当调整针尖方向或深浅度，一般即可解决。

（2）埋针处不要淋湿浸泡，夏季埋针时间不宜过长，以免感染。

（3）局部有胀痛不适，需及时检查。

（4）如针眼处皮肤红肿有炎症，应取出埋针，并给予抗炎治疗。

（5）局部皮肤患有炎症或冻疮，则不宜埋针。

三、压丸法

所谓压丸法是指在耳穴表面贴敷压丸，替代埋针的一种简易疗法。目前多采用此法，因其花费极微，安全无痛，副作用少，不易引起耳软骨膜炎。此法能起到持续刺激的作用，患者可以不定期地在贴敷处按压加强刺激。

（一）材料准备

压丸法所选材料可就地取材，如油菜籽、小米、绿豆、莱菔子、王不留行籽等，而以王不留行籽为最好。因其表面光滑，大小和硬度均较适宜。有人用牛黄消炎丸、六神丸等小药丸，因价格较贵，并能致使少数患者发生接触性皮炎，现已较少应用。

1. 预先挑选直径约 1~1.5mm 黑色成熟之王不留行种子，用

第四章 调治近视的耳穴疗法

沸水烫洗后晒干，置于瓶中备用。

2. 应用时将王不留行籽贴附在大小适宜的胶布中央。

（二）治疗方法

1. 探寻压痛点。用探棒或用耳穴探测仪测得所选耳穴的敏感点，如压痛点或低电阻点。

2. 消毒贴敷压丸。耳郭皮肤用酒精棉球常规消毒待干，左手固定耳郭，右手用镊子夹取粘有王不留行籽的胶布，对准敏感点或穴位敷上，按压数分钟。必要时可在对侧耳郭同时压丸增强疗效。

3. 刺激强度和疗程。刺激强度依患者具体情况而定。病人自行每日按压刺激3次左右，每次每穴1~2分钟，每3~7天复诊1次。

（三）注意事项

（1）防止胶布潮湿和污染，以免引起皮肤炎症。个别病人对胶布过敏，局部出现红色粟粒样丘疹伴有痒感，可加贴肾上腺穴或加服扑尔敏。

（2）耳郭皮肤有炎性病变、冻疮等不宜采用。

（3）夏季因多汗，贴敷时间不宜过长。

（4）侧卧时，压丸处受压疼痛较明显时，一般仅需局部稍放松下胶布或移动下位置即行。

四、水针法

耳穴水针法又叫"小剂量药物穴位注射法"，是用微量的药

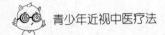

物注入耳穴，通过注射针对穴位的刺激以及注入药物的药理作用，协同调整机体，达到防治疾病的目的。

1. 注射药物种类

所选药剂的刺激性宜小，对皮肤无坏死作用，根据病情需要而酌情考虑。

2. 治疗方法

（1）根据诊断，确定耳穴，常规消毒，选取适当药液。

（2）用结核菌素注射器配以 26 号针头，吸取药液。

（3）左手固定耳郭并将注射局部皮肤绷紧，右手持注射器，细心地将针头刺入耳穴的皮内或皮下；将针芯回抽如无回血，则可缓慢推注药液，按每穴 0.1~0.5 毫升，局部隆起豆大至葡萄样大的药物肿泡。耳郭可产生痛、胀、红、热等反应。

（4）注射完毕后，应将渗血或外溢的药液，用消毒干棉球轻轻压迫，不宜重压和按摩，让药液自然吸收。

（5）耳郭注射，隔日 1 次，10 次为 1 疗程。

3. 注意事项

（1）耳穴注射，一般仅需应用常规肌肉或皮下注射量的 1/5~1/10，就可获得较好的疗效。

（2）消毒要严密，防止感染，凡能引起过敏反应的药物（青霉素、普鲁卡因），应先做皮肤过敏试验，阴性者始可应用。

（3）注射前应了解所选药物的药性、禁忌及注意事项，副作

第四章 调治近视的耳穴疗法

用或刺激性较大的药物应慎用。

（4）每次应适当调整穴位。

五、耳穴按摩

耳穴按摩分自身耳郭穴位按摩与术者耳郭穴位按摩。

自身耳郭穴位按摩治疗近视，主要用于耳尖穴位按摩、耳垂区按摩，具体操作分述于下。

1. 耳尖穴位按摩：两手拇、食二指捏拿耳尖穴处，作轻微揉按18~27次。作三按三呼吸，即：轻按压时，用鼻呼气；轻提起时，用鼻吸气。

2. 耳垂区按摩：两手拇、食二指捏拿耳垂区，作轻微揉按9次，双手指放开，再按上法作3~9次，再作三按三呼吸。

以上二种方法，按摩时采取坐位或立位，全身放松，两脚与肩平宽。每天清晨一次，或早晚各一次。

术者耳郭穴位按摩，即揉按法，具体操作如下：

揉按法：患者坐位或卧位，术者右手拇、食指掌面对准穴点，揉按1~2分钟，指力由轻到重，局部有热胀舒适感为宜。每日揉按1~3穴，每日或隔日1次。对体弱者手法要轻，对体壮者手法要重。

注意事项：耳郭有湿疹、破溃不宜按摩。

治疗近视，若能配合耳穴按摩，其效尤著，且平时按摩又可预防近视，消除眼疲劳。

第三节 调治近视的耳针疗法

处方一

【穴位选取】心、肝、脾、肾、肾上腺、眼$_1$、目$_1$、目$_2$、交感、治近$_1$、治近$_2$、治近$_3$。

【诊疗方法】采用耳穴埋针法。

1. 12个耳穴为治疗穴位,分为4组,每组取3个穴位:(1)眼$_1$、目$_1$、交感;(2)目$_2$、肝、治近$_2$;(3)治近$_1$、心、肾上腺;(4)治近$_3$、脾、肾。每周治疗1次,每次用1组穴位;埋针1周后更换一组穴位,4周为1疗程,不中断。第二三疗程的取穴,要根据第一疗程治疗视力提高情况,因人而异,组合配穴。

2. 操作:用碘酒、酒精常规消毒耳郭,再用耳穴探测仪探准第1组穴位,用龙胆紫液定位,将消毒灭菌的针揿入耳穴,然后用活血舒筋胶布固定。1周后去针,重复上法取第2组穴位。为加强疗效,每天早、中、晚及临睡前4次按压耳穴,每次按压50~100下,以产生痛或酸胀感为度。

【临床效果】经过1个疗程的治疗,439例878只眼中视力提高到1.0以上的有150只眼,视力提高4行以上的有226只眼,提高1~3行的有399只眼,总有效率为88.3%,治愈率17%,显效率25.7%。病程1年以内的有效率91%,1~2年的87%,3~4

第四章 调治近视的耳穴疗法

年的为80%，5年以上的为64%。

【资料出处】耳穴埋针治疗青少年近视眼439例，中国针灸，1987（6）。

处方二

【穴位选取】双耳眼区、目$_1$、目$_2$交替使用。

【诊疗方法】采用耳穴埋针法。

【临床效果】

（1）疗效标准：治愈，裸眼视力恢复至1.0（含）以上；显效，裸眼视力提高4行（含）以上；好转，裸眼视力提高2行（含）以上；无效，视力无变化。

（2）疗效结果：本组300例患者，590只眼，痊愈50只眼，显效63只眼，好转255只眼，无效222只眼，有效率为62.37%。

【资料出处】耳穴埋针治疗近视眼300例疗效观察，云南中医杂志，1985（6）。

处方三

【穴位选取】1.主穴：肝、肾、心、眼、目$_1$、目$_2$。2.耳穴加减：左眼近视从右耳取穴，右眼近视从左耳取穴，交替使用。双眼近视第一次采用左耳的眼，右耳的肝、肾。第二次用左耳的肝、肾，右耳的眼。第三次用左耳的目$_2$，右耳的心。眼有散光者，每次加目$_2$穴。

【诊疗方法】采用耳穴埋针法。耳郭常规消毒，寻找压痛点，用消毒过的镊子挟持耳环针准确地刺入穴位，用剪成菱形的胶布固定好。一般每隔 5~7 天换 1 次，夏季可缩短到 4~5 天，以免出汗多造成感染。治疗三个疗程后，测验 1 次视力，隔 1 个月后和 3 个月后各测验视力 1 次。

【临床效果】

1. 疗效标准：在原来视力的基础上提高 0.5 以上至恢复到 1.20 或更多，稳定性观察无变化或变化不大者为基本治愈。在原来视力的基础上提高 0.3~0.5，稳定性观察变化不大或有变化不低于 0.2 者为显效。在原来视力的基础上提高 0.1~0.2，稳定性较差，但比原来好转者，为有效。治疗后无明显变化，或治疗后有好转，稳定性观察时又恢复到原来的视力者为无效。

2. 治疗结果：本组 207 例患者，404 只眼，基本治愈 21 例，显效 41 例，有效 128 例，无效 17 例，总有效率占治疗总人数的 91.78%，无效率占 8.22%。

【资料出处】耳穴埋针法治疗近视眼 207 例，中国针灸，1985（2）。

处方四

【穴位选取】肝、肾、心、眼、目$_1$、目$_2$。左眼近视从右耳取穴，右眼近视从左耳取穴，交替使用。双眼近视第一次采用左耳的眼，右耳的肝、肾。第二次用左耳的肝肾，右耳的眼。第三次用左耳的目$_1$，右耳的心，眼有散光者每次加目$_2$穴。

【诊疗方法】耳郭常规消毒，寻找压痛点，用消毒过的镊子挟持耳环针准确地刺入穴位，用剪成菱形的胶布固定好。一般每

第四章 调治近视的耳穴疗法

隔 5~7 天换 1 次，治疗三个疗程后测验 1 次视力。

【临床效果】治疗 207 例 404 只近视眼，有 21 只眼经治疗后视力恢复到 1.2 以上，41 只眼从原来的基础上又提高 0.3~0.5，128 只眼视力提高 0.1~0.2，17 只治疗后视力不变。治疗总有效率 91.58%，无效率有 8.42%。

【资料出处】同上。

处方五

【穴位选取】耳穴的眼点。双眼近视，于双侧眼点埋针；单眼近视，于同侧眼点埋针即可。

【诊疗方法】用 75% 酒精脱碘后，将清毒好的揿针对准眼点，压刺进入后，上贴小胶布块以固定，并按揉片刻即可。埋针后应每天按揉耳垂三四次，以加强刺激。每周埋针 1 次，4 次为 1 疗程，连续治疗 8 次。

【临床效果】经 2 个疗程的治疗，416 例患者（812 只眼）中视力提高 3 行以上或提高到 1.0 以上有 242 只眼，视力提高 1~2 行者 498 只例，治疗后视力提高不足 1 行者有 72 只眼，治疗总有效率为 91.1%。

【资料出处】眼点穴埋针治疗近视眼的初步体会，中级医刊，1988（5）。

处方六

【穴位选取】取双侧耳部的眼穴。

【诊疗方法】经消毒后，将耳针刺入此穴，并用小方胶布固

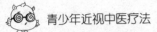

定耳针。同时以肝、肾埋压王不留行籽,然后进行按揉。嘱患者每天自行按摩埋针贴药处,并配以按摩太阳、翳风、风池穴。按揉时睁开眼睛向远处观望,使远处树木从模糊到清晰。一天坚持3次,以晨起为主,5~7天换药一次,10次为1疗程,疗程间隔1周。

【临床效果】经2~6个疗程的治疗,双眼视力上升到1.0以上有48例,双眼视力上升到0.6以上有146例,双眼视力上升而未达0.8有218例,双眼视力不变有88例,治疗总有效率为82%。

【资料出处】耳穴埋针治疗青少年近视眼500例近期疗效观察,江西中医药,1990(1)。

第四节 调治近视的耳穴压穴疗法

处方一

【穴位选取】肾、肝、近视$_1$(位于耳穴食道与口之间)、近视$_2$(位于皮质下与内分泌交界处)、枕、目$_1$、目$_2$等穴。每次选4~5穴进行治疗。

【诊疗方法】选用耳穴探测仪,在相应区域探出敏感点,用75%酒精局部皮肤消毒后,用"急性子"药粒同适当大小的方块胶布贴附在已选好的敏感点上,再用手指按压,直至局部有充血

第四章 调治近视的耳穴疗法

象即可。嘱患者每天自己按压3~5次,每周换药1次,4次为1疗程,疗程间隔1周。

【临床效果】本组治疗514例,905只眼,总有效率为77.1%。其中视力达1.0或以上者有51只眼,视力增加3行有145只眼,视力增加1~2行有502只眼,治疗后视力不变有207只眼。

【资料出处】耳穴埋药治疗青少年近视眼(905只眼)近期疗效观察,中国针灸,1986(3)。

处方二

【穴位选取】取双耳的眼穴、神门穴、目$_1$、目$_2$等5个针刺穴位。

【诊疗方法】斜刺眼穴,进针2分。斜刺神门穴、肝穴,进针5~8分。直刺目$_1$、目$_2$,进针5分,手法平补平泻。针感后起针,然后用1.5cm^{2}的胶布包裹预先备好的中药(青葙子、王不留行子、麝香、冰片等),贴于每一针刺穴位,5~7天治疗一次。患者每日在贴药穴位处按摩十次,每次按摩至上眼及眉毛区有热感,以提高疗效。

【临床效果】本组治疗总有效率为95.77%,其中视力提高0.1~0.3有65例,视力提高0.4~0.5有62例,提高0.6~0.7有9例,6例治疗无效。

【资料出处】耳针治疗青少年近视眼142例临床观察,山西中医,1987(5)。

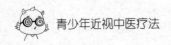

处方三

【穴位选取】目$_1$、目$_2$、肝、肾、神门、脾、心、眼

【诊疗方法】先制做眼镜架一个，眼架上放置核桃皮，核桃皮需要用"野菊花""石决明"浸泡两日后方可使用。艾条距核桃皮1寸，治疗时闭眼，灸20分钟，每日1次，两周1疗程。同时配合耳穴埋豆治疗，耳穴选目$_1$、目$_2$、肝、肾、神门、脾、心、眼等。每次一只耳，选用5~6个穴，一周换一耳，两次1疗程。

【临床效果】42例患者中有10例视力提高0.6以上，21例提高0.4，7例提高0.1~0.3，伴有散光4例均无效。

【资料出处】核桃皮灸治疗青少年近视眼，中国针灸，1989（5）。

处方四

【穴位选取】肝、肾、眼$_1$、目$_1$、目$_2$、皮质下、神门。每次取一侧耳穴，左右交替。

【诊疗方法】采用中药当归、红花、胡椒等药浸液泡王不留行籽1周，将浸泡后的王不留行籽粘在适当大小的方块胶布上备用。用特制小钢夹夹眼$_1$、皮质下、肝、肾之最佳敏感点，10分钟后取掉钢夹。经消毒穴位后，将王不留行籽贴压在所选穴位上，嘱患者每天按压3~5次，每次2~3分钟，以耳有灼热感为度。每周换药3次，2周为1疗程，有效者再巩固1疗程，巩固期间每周换药1~2次，治疗期间要注意用眼卫生。

【临床效果】经治疗139例268只患眼中视力达1.0以上者有

第四章 调治近视的耳穴疗法

46 只眼，视力提高 4 行以上者有 41 只眼，视力提高 1~3 行者有 147 只眼，视力提高不足一行或视力不变者有 34 只眼，治疗总有效率为 87.31%。

【资料出处】综合法刺激耳穴治疗近视 139 例，陕西中医，1990（8）。

处方五

【穴位选取】1. 主穴：眼、肝、肾、目$_1$、近视$_1$、神门。2. 配穴：目$_2$、枕、心、近视。每次取双耳 3~4 个主穴，2~3 个配穴。

【诊疗方法】采用耳穴贴压草决明子。

【临床效果】（本组病例 576 例患者）。

1. 视力增加 5 级以上（按国际视力表，每一行为一级），视力达 1.0，并稳定半年至 1 年者为治愈。计 76 例，治愈率为 13.2%。

2. 视力增加 4 级，视力在 0.8~0.9 之间为显效。计 104 例，显效率为 18.1%。

3. 视力增加 2~3 级者，视力在 0.6~0.8 之间为进步，计 287 例，进步率为 49.8%。

4. 视力增加 1 级或保持原来视力者为无效。计 109 例，无效率为 18.9%。

以上表明，草决明耳穴按压治疗近视，有效率达 81%。

【资料出处】耳穴贴压治疗近视眼临床观察，江西中医药，1989（1）。

处方六

【穴位选取】肾、肝、皮质下接近内分泌处、目$_1$、目$_2$、眼、肝、眼$_2$穴,耳压组在耳背相对应位置各加压一穴形成对压。

【诊疗方法】耳穴压油麻籽法。

【临床效果】

1. 疗效标准:治疗后视力达1.0以上者为治愈,视力增加3行以上者为显效,视力增加1~2行者为进步,视力增加不到1行或无增加者为无效。

2. 疗效结果:本组54例患者99只眼中,治愈5只,显效13只,进步66只,无效15只,总有效率为84.85%。

【资料出处】耳压与埋针治疗青少年近视眼的疗效对比观察,云南中医杂志,1989(5)。

处方七

【穴位选取】主穴:眼、目$_1$、目$_2$、新眼点。配穴:枕、肝、肾。

【诊疗方法】采用耳穴压药法。

【临床效果】

1. 疗效标准:治疗开始与结束时观察其疗效,均以对数视力表测定,具体按下列标准判定。

视力提高到1.0以上者为治愈,视力提高3行以上者为显效,视力提高1~2行者为进步。视力无提高或下降者为无效(有效包括1、2、3项)。

2. 疗效结果:本组病例1459例,2823只眼,治愈253只

第四章 调治近视的耳穴疗法

眼,显效 761 只眼,进步 1319 只眼,总有效率 82.54%,无效 493 只眼。

【资料出处】耳穴贴压法治疗青少年近视眼 1459 例疗效观察,北京中医杂志,1988(5)。

处方八

【穴位选取】眼、目$_1$、目$_2$、肝(或)脾。

【诊疗方法】采用耳穴压豆法。用"电子穴位测定治疗仪"在以上穴区内测定敏感点后,把小胶布上的急性子对准敏感点后将胶布贴紧。

【临床效果】

1. 疗效标准:经治疗后视力达 1.0 者为痊愈;视力增加 3 行,但未达到 1.0 者为显效;视力增加 1~2 行者为进步;视力增加不足 1 行或无增加者为无效。

2. 疗效结果:本组治疗 198 例、346 只患眼,总有效率为 85.55%,其中痊愈 37 只,显效 95 只,进步 164 只,无效 50 只。

【资料出处】耳穴治疗青少年近视的初步观察,河南中医,1989(3)。

处方九

【穴位选取】肝、肾、眼、目$_1$、目$_2$、光明$_1$、光明$_2$等。

【诊疗方法】耳穴贴压磁珠丸法。

【临床效果】

1. 疗效标准:所有病例治疗前后均以国际标准视力表做对照

检查。

2. 疗效结果：本组病例 430 例。显效：治疗后视蒙、眼疲状消失，视力提高 0.3 以上，105 例。进步：治疗后视物较前清楚，视蒙、视疲等症状减轻，视力提高 0.1~0.2，303 例。无效：治疗后视力无改善，22 例，总有效率达 94.88%。初步表明，病情轻、病程短、年龄小的疗效佳，反之则差。

【资料出处】耳穴压药治疗近视 430 例临床观察，新中医，1989（7）。

处方十

【穴位选取】心、肝、肾、眼、目$_1$、目$_2$、上增明、下增明。

【诊疗方法】采用耳穴电针和耳穴压草决明法。每次选针 2 穴（单侧），得气后连接 G6805-2 多功能治疗仪，用连续波型，通电 15 分钟。出针后，在当日所刺之耳，另外选取 4 穴用小方块胶布将草决明籽贴在耳穴上，保留 2 天。嘱患者每隔 2 小时逐穴各按压刺激 1 分钟，两耳交替取穴治疗，隔日针 1 次，10 次为 1 疗程。本组病例观察一疗程后进行远视力复查。

【临床效果】本组治疗 506 只眼，近期临床治愈（裸视力达到 1.0 或以上者）62 只眼，显效（裸视力提高 0.3 或以上，但未达到 1.0 者）150 只眼，有效（裸视力提高 0.1~0.2 者）238 只眼，无效（裸视力无提高或提高 0.09 以下者）56 只眼，总有效率为 88.9%。

【资料出处】耳针电针压籽治疗青少年近视 274 例，广西中医药，1988（6）。

处方十一

【穴位选取】一组：眼、目$_1$、目$_2$、肾、肝。二组：太阳、肝、神门以及这三个穴位的耳背相对处。

【诊疗方法】耳穴贴压白芥子。

【临床效果】本组病例按上法治疗，409例798只眼中视力在原基础上增加一至三行者595只眼，增加四至六行者62只眼，增加七至九行者9只眼，无变化者132只眼，总有效率为83.5%。

【资料出处】白芥子治疗近视眼409例疗效观察，云南中医杂志，1987（3）。

处方十二

【穴位选取】眼、神门、肝、目$_1$、目$_2$。

【诊疗方法】常规消毒后，斜刺眼穴，进针2分；斜刺神门穴、肝穴，进针5~8分；直刺目$_1$、目$_2$，进针5分。手法平补平泻。患者针感有热、胀、憋、痛、困、酸等，针感后起针，然后用1.5平方厘米的胶布包裹预先备好的中药（青葙子、王不留行籽等），贴于每一针刺穴位，5~7天治疗1次。患者每日在贴中药穴位处按摩10次，每次按摩至上眼睑及眉毛区有热感，以提高疗效。

【临床效果】

1. 治疗效果：根据视力检查表，对患者进行治疗前后视力检查。

2. 治疗结果：142 例除 6 例无效外，其余 136 例视力均有提高，有效率达 95.77%。其中视力提高 0.1 的 9 例，提高 0.2 的 21 例，提高 0.3 的 35 例，提高 0.4 的 41 例，提高 0.5 的 21 例，提高 0.6 的 7 例，提高 0.7 的 2 例。

【资料出处】耳针治疗青少年近视眼 142 例临床观察，山西中医，1987（5）。

处方十三

【穴位选取】以肝、肾、神门、眼、目$_1$、目$_2$为主穴，根据患者全身情况，酌情选加心、脾、肺、皮质下、鼻眼净、新眼点等穴。

【诊疗方法】以 75% 酒精消毒耳郭皮肤，用消毒的眼科用玻璃棒在所取耳穴区域内探测敏感点。选用生王不留行籽压于敏感点上，外贴 0.8cm^2 大小胶布固定。按压胶布下王不留行籽，使耳穴周围皮肤发红充血。嘱患者回家后，每日按压 4~6 次，三日换药一次，左右耳交替贴压。5 次为一疗程。

【临床效果】治疗对象：100 例患者 197 只眼。经两个疗程以上的治疗，视力增加达 1.0 或 1.0 以上者有 26 只眼，视力增加 3 行或 3 行以上而未达 1.0 者有 56 只眼，视力增加 1~2 行有 69 只眼，治疗无效有 46 只眼，治疗总有效率为 76.65%。

【资料出处】耳穴贴压治疗青少年近视 100 例近期疗效观察，贵阳中医学院学报，1988（2）。

第四章 调治近视的耳穴疗法

处方十四

【穴位选取】眼、目$_1$、目$_2$、肝（或脾）。

【诊疗方法】将患侧耳郭常规消毒，测定敏感点后用"急性子"药粒贴在胶布上固定于敏感点。患者每天用手指在小胶布上按压3~4次，每次50~100下，每周换贴一次，连续5次为一疗程，疗程间隔一周。治疗过程中，患者要配合作眼保健操，并注意纠正不良用眼习惯。

【临床效果】治疗对象：198名患者346只眼。经两个疗程治疗，视力恢复至1.0以上者有37只眼，视力提高3行但未达1.0者有95只眼，视力增加1-2行者有164只眼，治疗后视力不变有50只眼，治疗总有效率为85.55%。

【资料出处】耳穴治疗青少年近视的初步观察，河南中医，1987（3）。

处方十五

【穴位选取】肝、目$_1$、目$_2$、眼、肾等。

【诊疗方法】要求患者闭目保持绝对安静，将全身气力集中在眼部（这样将有气功的作用）。

作眼操：轻轻按摩眶上孔50次，按摩眶下孔50次，操作时眼球要有酸胀感；按摩太阳穴50次，同时眼球由上左下右转动；按摩外耳穴50次，同时眼球由上右下左转动，然后睁眼揉耳，每日作操2~3次。

患者就诊时检查完视力后，进行耳穴检查、消毒、贴压穴位，并静坐按摩10分钟,进行第二次视力复查。如系单纯性近视,一般见效快,十分钟可提高0.1~0.5。以后每耳压5次检查一次视力,隔日耳压一次,15次为1疗程,疗程间隔1周。

【临床效果】有效人数为227人,有效率为98.7%。

【资料出处】新疆中医药,1988(1)。

处方十六

【穴位选取】心、肝、肾、眼为主穴,$目_1$、$目_2$为配穴。每次选用2~3耳穴点(主、配各1穴或主穴2配穴1)。

【诊疗方法】在选用的每一耳穴点上各用胶布将王不留行籽一粒贴于其上,嘱患者每日早、午、晚各用手指轻轻按压每一贴药的耳穴30次。隔3日治疗一次,每5次为一个疗程,治疗时患者注意用眼卫生。

【临床效果】经一疗程以上的治疗,视力恢复到1.0以上有39只眼,视力增加3行以上未达1.0有123只眼,视力增加1~2行有275只眼,治疗后视力不变有213只眼,治疗总有效率为67.24%。

【资料出处】耳穴按压治青少年近视337例,陕西中医,1985(6)。

处方十七

【穴位选取】肝、肾、眼、$目_1$、$目_2$。

【诊疗方法】将胶布剪成$0.8cm^2$大小,将王不留行籽一粒粘贴在胶布中心备用。贴压时将王不留行籽对准上述耳穴中心点,

第四章 调治近视的耳穴疗法

固定药籽。两侧耳穴同时贴压，一周换籽贴压一次，4次为一疗程。每一疗程后，间隔一周复查视力。

【临床效果】经一个或两个疗程的耳穴贴压治疗，其中视力增加4级以上但视力达到1.0有20只眼，视力增加3级但未达1.0有56只眼，视力增加1~2级者有128只眼，治疗后视力不变42只眼，治疗总有效率为83%。

【资料出处】王不留行籽贴压耳穴治疗123例近视眼近期疗效观察，中国针灸，1985（4）。

处方十八

【穴位选取】神门$_1$穴、肝穴、利眼$_1$穴为主穴；神门$_2$穴、明亮点穴、利眼$_2$穴为备用穴。每次先取双耳3个主穴，若主穴压破或效果不好，可改用备用穴。

【诊疗方法】将小绿豆用1.5cm^{2}胶布固定于穴位上，患者每日按压3次，每次在绿豆上按压30下。按压时病人端坐闭目，两肘伏案，拇指按耳背，食指按耳内。5天换豆1次，10天为1疗程，疗程间隔3~5天，一般治疗3个疗程。

【临床效果】治疗对象：485例，923只眼。经治疗视力恢复到1.0以上有115只眼，视力增加3行以上但未达1.0者有162只眼，视力增加1~2行有431只眼，治疗后视力不变215只眼，总有效率为76.7%。

【资料出处】绿豆压耳治疗485例近视眼疗效观察，中国针灸，1985（4）。

处方十九

【诊疗方法】采用电子穴位测定仪测定出耳穴阳性反应点。反应点不明显者取眼穴、目穴、肾、肝,用王不留行颗粒以 5×7mm 胶布方块固定于耳穴位上,每天按压揉 3 次,以耳部发热感或皮肤潮红为度。3 天换 1 次。

【临床效果】613 例中 1224 只患眼,经耳穴贴压后视力达 0.9 以上有 955 只眼;视力未达 0.9,但有所提高有 147 只眼;治疗无视力仍不变有 122 只眼。

【资料出处】耳穴贴压法治疗假性近视 613 例,针灸学报,1990(2)。

处方二十

【穴位选取】选取耳穴心、肝、肾、目$_1$、目$_2$、眼。

【诊疗方法】以小胶布把王不留行籽一粒贴在上述穴位上,并嘱患者以拇指和食指在被贴压的穴位上按揉,每日按揉 3 次以上,每次不少于 3 分钟。每隔 3 天换另一耳贴压,8 次为一疗程。

【临床效果】从 2000 例患者中随机抽出 200 名进行疗效统计,双侧视力各恢复至 1.0 以上者有 20 例,视力提高 4 行但未达 1.0 者有 84 例,视力提高 0.2 以上但未达 0.4 者有 45 例,视力提高不足 0.2 者有 51 例。治疗总有效率为 74.5%。

【资料出处】耳穴压子治疗青少年近视 2000 例近期疗效观察,江西中医药,1990(1)。

处方二十一

【穴位选取】肝、肾、心、神门、眼、目$_1$、目$_2$，每次取一侧约5~6穴，左右交替使用。

【诊疗方法】用耳穴探侧仪在所选的穴区探出敏感点，然后将准备好的王不留行籽贴在已选好的敏感点上，再用食指、拇指循耳前后捻压片刻，患者感到胀、微痛或灼热，并留置2天，至下次治疗时除去，更换另一只耳穴贴压。2天换药1次，6次为1疗程，休息3天，继续下一疗程。视力正常后，仍需巩固一个疗程，巩固疗程期间可3~4天换药1次。治疗时，患者每天自己按压穴位3~5次，每次3~5分钟。同时注意用眼卫生，或配合眼保健操，切不可长时间看电视。

【临床效果】经治疗，578例患者1118只眼中视力达1.0以上者有56只眼，视力增加3行者有185只眼，视力增加1~2行者有681只眼，治疗无效有196只眼。

【资料出处】耳穴贴压法治疗青少年近视578例临床观察，中级医刊，1988（4）。

处方二十二

【穴位选取】双侧肾区、肝区、皮质下、内分泌、耳背心、耳背肾。

【诊疗方法】每次在1侧耳郭正面任选3穴，背面选1穴之敏感点粘贴，每周交换耳郭贴压贴压材料：

1组：麝香虎骨膏交替贴压益视丸（由麝香、磁石、夜明砂等制成）、灵宝丹、菜籽。

2组：氧化锌胶布交替贴压益视丸、灵宝丹、菜籽。（交替原则：用一贴物治疗两次无效时则交换贴物，可反复交换代替）。

3组：胶布贴压益视丸。

4组：胶布贴压灵宝丸。

5组：胶布贴压菜籽。

1071例随机分为5组，分别贴压以上5组材料。每周换药一次，四次为一疗程，嘱病人至少坚持2个疗程以上。患者每日自行按压耳郭压药局部5~6次，每次5~10分钟，以有胀痛、热感为度。此外，治疗期间尽量减少戴镜时间。

【临床效果】经治疗视力达1.0以上有341例，视力上升3行以上有608只眼，视力上升1~3行有844只眼，视力不变有164只眼，总有效率为91.6%。

【资料出处】不同材料贴压耳穴治疗青少年近视眼1071例疗效观察，中国针灸，1990（4）。

处方二十三

【穴位选取】选用单侧耳穴目$_1$、目$_2$、眼、肝、新眼点。

【诊疗方法】用0.5×0.5cm² 大小脱敏胶布，将王不留行籽贴压于上述穴位，每日按揉三次，每次约10分钟。每隔一日便换贴另一侧耳穴，换10次为一疗程。

第四章 调治近视的耳穴疗法

【临床效果】54 例患者 108 只眼经一疗程治疗，视力提高 3 行或视力达 1.2 以上有 20 只眼，视力提高 1~2 行有 70 只眼，视力不变有 18 只眼，总有效率为 83.33%。

【资料出处】四种经穴疗法治疗青少年近视眼疗效观察，中国针灸，1990（5）。

处方二十四

【穴位选取】以肝、新眼、目$_1$、目$_2$、眼为主穴，配以肾、心、脾、胰胆、神门、交感等，个别伴发其他眼疾者，加用相应穴位。

【诊疗方法】治疗时，先用酒精棉球擦拭耳郭进行消毒，再选准耳郭正面穴位，用消毒好的夹子钳夹。每次夹 10 分钟，10 次为 1 疗程。

【临床效果】经过 6 次以上不同疗程的治疗，251 只眼中视力达 1.0 以上有 25 只，视力提高 3 行以上，但不足 1.0 者有 53 只眼，视力提高 1~2 行者有 144 只，视力不变有 29 只，治疗总有效率 88.44%。

【资料出处】耳夹治疗近视眼，陕西中医，1990（5）。

处方二十五

【穴位选取】以肝、眼、目$_1$、目$_2$、新眼为主穴，配以肾、脾、心、交感、神门、胰胆、近视$_1$、近视$_2$、近视$_3$、近视$_4$。近视$_1$ 在耳尖后外侧约 0.3cm；近视$_2$、近视$_3$ 在耳根最上端与耳迷根分三等份约在中间两点处取，相当于肾、胰胆穴的相对部位；近视$_4$ 在耳根最下端凹陷处，相当于心穴的相对部位。

【诊疗方法】穴位消毒后用 7×7mm 的胶布粘复方王不留行药丸 1 粒贴于所选耳穴上,一般先贴程度较重之患侧,每周 2~3 次,8~10 次为 1 疗程。患者要经常按压所贴药丸,次数越多越好。治疗期间要少看书或电视,多远眺,注意用眼卫生。

复方王不留行的成分:王不留行 1000 克,石菖蒲 30 克,附子 30 克,冰片 3 克,樟脑 3 克。

【临床效果】经 8~10 次不同疗次的治疗,2693 只患眼中视力上升至 1.0 以上有 175 只眼,视力提高 3 行但不足 1.0 有 737 只眼,视力提高 1~2 行有 1513 只眼,视力不变 268 只眼,有效率为 90.05%。

【资料出处】耳穴压迫复方王不留行治疗近视眼 1639 例疗效观察,中国针灸,1989(3)。

处方二十六

【穴位选取】心、肝、肾、眼。配以目$_1$、目$_2$。

【诊疗方法】上穴每次选 2~3 个,将王不留行籽用胶布贴于穴位。嘱患者每日早、午、晚揉按每穴 30 次,隔 3 日治疗 1 次,5 次为 1 疗程。

【临床效果】337 例 650 只眼中治愈 39 只眼,显效 123 只眼,进步 275 只眼,无效 213 只眼,总有效率 67.24%,治疗次数 1~4 个疗程。

【资料出处】耳穴按压治青少年近视 337 例,陕西中医,1985(6)。

处方二十七

【穴位选取】1. 神门、肝、眼；2. 神门、利眼；3. 耳尖、肾、目$_1$、目$_2$。均双侧。

【诊疗方法】消毒耳穴后，用胶布将王不留行籽贴附于耳穴，每日自行按揉1~2次，每次1~2分钟，于第6或第7日取下，第8日换贴另1组穴位。3组轮取，10次为1疗程。

【临床效果】876只眼中有538只眼的视力上升，总有效率为61.4%。

【资料出处】贴耳治近视438例疗效观察，福建中医药，1985（3）。

处方二十八

【穴位选取】肝、肾、内分泌、神门、眼、目$_1$、目$_2$。

【诊疗方法】每次随症选用4~5穴，采用耳穴贴压王不留行籽。

【临床效果】

1. 疗效标准：治疗后视力达1.0以上者为痊愈，视力增加3行以上为显效，视力增加1~2行为进步，视力未改善或增加不到一行者为无效。

2. 疗效结果：本组500例患者1000只患眼中，痊愈549只眼，显效138只，进步174只，无效139只，总有效率为86.1%。

【资料出处】王不留行籽按压耳穴治疗青少年近视眼500例，中国针灸，1988（2）。

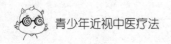

处方二十九

【穴位选取】肝、心、肾、交感、皮质下、眼、鼻眼净、目$_1$、目$_2$。

【诊疗方法】采用耳穴贴压王不留行法。

【临床效果】

1. 疗效标准：痊愈（视力上升3行以上，并达1.0以上者）44只眼，显效（视力上升3行以上，但未达到1.0者）108只眼，进步（视力上升1~2行者）220只眼，无效44只眼，总有效率为89.4%。

2. 疗效结果：208例患者中，10岁以下者视力恢复较差，11~20岁视力提高迅速，20岁以上者视力上升亦较普遍；病程短者疗效佳，视力在0.3以下者收效差，0.4~0.9者提高较明显。

【资料出处】耳穴治疗近视眼208例近期疗效观察，湖北中医杂志，1986（27）。

处方三十

【穴位选取】主穴：耳穴内分泌与皮质下交叉处、肝、肾。配穴：眼、目$_1$、目$_2$。

【诊疗方法】每次选主配穴中3~4穴，两耳同时施术。将王不留行籽压在痛点及所选穴位上，每天自行按压3~4次，每次1~2分钟，贴压10天取下药籽，休息2天再换穴，4次为1疗程。

【临床效果】痊愈17例，显效66例，有效304例，无效13例，总有效率为75%。

【资料出处】王不留行籽贴压耳穴治疗青少年近视眼517例近

第四章 调治近视的耳穴疗法

期疗效观察，浙江中医杂志，1983（2）。

处方三十一

【穴位选取】肝、肾、神门、交感、眼、新眼、目$_2$。

【诊疗方法】采用耳穴贴压王不留行法。

【临床效果】

1. 疗效标准：以视力表为标准，治疗后视力比治疗前提高一排或一排以上为有效，视力不变，甚至下降为无效。

2. 疗效结果：本组统计的2152只眼中，有效1686只，占78.3%；无效466只，占21.7%。

【资料出处】耳穴贴药治疗青少年近视1115例疗效分析，四川中医，1987（10）。

处方三十二

【穴位选取】肝、肾、心、神门、眼、目$_1$、目$_2$。

【诊疗方法】耳穴贴压王不留行。

【临床效果】用贴耳豆法治疗3个疗程后，518例、1118只近视眼中视力超过1.0者56只眼，视力增加3行者185只眼，视力增加1~2行者681只眼，无效196只眼，总有效率82.5%。

【资料出处】耳穴贴压法治疗近视眼578例临床观察，中级医刊，1988（4）。

处方三十三

【穴位选取】主穴：肾、肝、目$_1$、目$_2$、神门。配穴：防近、新眼、鼻眼净。

【诊疗方法】治疗过程中分为甲乙两组对照，甲组为单纯压耳穴组，乙组为压耳穴加电麻仪组，增加体穴睛明、太阳、承泣。

剪 0.5×0.5mm 小方格胶布，放一粒王不留行籽，对准耳穴进行按压。要求每个穴按压 3~4 分钟，每日按压 3~4 次，两耳隔日交替贴压。12 次为一疗程，疗程结束后复查视力。

【临床效果】

1. 疗效标准：视力增加 4 级以上（按国际视力表每一行一级）且视力达到 1.0 以上者为痊愈，视力增加 3 级以上但未达 1.0 者为显效，视力增加 1~2 级为进步，视力未增加或增加未达到 1 级者为无效。

2. 治疗结果：本组病例 266 例、512 只病眼，痊愈 36 只眼，显效 57 只眼，进步 275 只眼，无效 134 只眼（其中配戴眼镜者 67 例，占总人数的 25%）。

【资料出处】按压耳穴治疗近视眼 266 例，南京中医学院学报，1987（3）。

处方三十四

【穴位选取】1. 近视$_1$、肝、皮质下。2. 近视$_2$、眼、肾。

【诊疗方法】两组穴交替使用，采用耳穴贴压王不留行籽。视力恢复正常后，再巩固贴压一个疗程。同时配合每天望远方绿色草木 3 次，每次 25 分钟，并坚持做眼保健操 2 次，最好不看电视，看书每次不超过 40 分钟。

第四章 调治近视的耳穴疗法

【临床效果】

1. 疗效标准：视力恢复到 1.0 以上为痊愈，视力上升 3 行以上为显效，视力上升 1 行以上者为有效，视力与治疗前没变化为无效。

2. 疗效结果：本组 206 例病例，治疗前视力 0.6 以上 73 只，痊愈 68 只，显效 3 只，有效 2 只，有效率 100%；治疗前视力 0.2~0.5 间 228 只，痊愈 18 只，显效 81 只，有效 126 只，无效 3 只，有效率 98.7%；治疗前视力 0.1 以下 92 只，显效 27 只，有效 59 只，无效 6 只，有效率 93.5%，总有效率 97.7%。

【资料出处】耳压治疗近视 206 例临床观察，陕西中医，1989（6）。

处方三十五

【穴位选取】主穴：心、肝、脾、肺、肾。配穴：眼$_1$、目$_1$、目$_2$、新眼。

【诊疗方法】耳穴贴压王不留行法。

【临床效果】本组病例按上法治疗，972 例中视力在原基础上增加一至三级（按国际标准视力表，每一行为一级，下同）487 例，增加四至六级 248 例，增加七至九级 75 例，增加十级以上 23 例，无效 13 例，总有效率 86.6%。

【资料出处】贴压耳豆治疗近视眼 972 例疗效观察，山东中医学院学报，1988（1）。

处方三十六

【穴位选取】主穴：肝、肾、神门、眼、目$_1$、目$_2$。配穴：根据患者情况，酌情选加心、脾、肺、皮质下、鼻眼净、新眼点等穴。

穴位加减：如心脾血虚、心悸健忘、失眠多梦者，加心、脾、皮质下；脾肺气虚、面色㿠白、气短纳少者，加脾、胃、肺；对某些治疗反应差、进步不明显者，再加新眼点、鼻眼净等穴以增加疗效。

【诊疗方法】采用耳穴贴压王不留行籽法。

【临床效果】1. 疗效标准：治疗后，视力增加达1.0或1.0以上者，为痊愈；视力增加3行及3行以上者，而未达1.0者，为显效；视力增加1~2行，为好转；视力增加未达1行及视力无进步或下降者，为无效。

2. 疗效结果：本组治疗100例197只眼，总有效率为76.65%，其中痊愈26例，显效56例，好转69例，无效46例。

【资料出处】耳穴贴压治疗青少年近视100例近期疗效观察，贵阳中医学院学报，1988（2）。

处方三十七

【穴位选取】肾区、肝区、神志区、视$_1$、视$_2$，每次选3穴，交替使用。

【诊疗方法】耳穴贴压王不留行籽，4次为一疗程。

【临床效果】

1. 疗效标准：

（1）痊愈：经治疗后，视力达到或大于1.0者。

第四章 调治近视的耳穴疗法

（2）显效：经治疗后，视力上升 3 级（按国际标准视力表，每行为一级），但未达到 1.0 者。

（3）进步：经治疗后，视力上升 1 到 2 级者。

（4）无效：经治疗后，视力无变化者。

（5）退步：经治疗后，视力下降者。

2. 治疗结果：治疗病例 903 例病人，痊愈 552 只眼，第一到第十个疗程有效率分别是：72.1%、87.29、94.3%、96.9%、98.7%、100%、100%、100%、100%、100%。

【资料出处】按压耳穴治疗青少年近视眼的一种新措施，成都中医学院学报，1986（3）。

处方三十八

【穴位选取】主穴：眼、目$_1$、目$_2$、肝。配穴：心、耳尖、脑干、脾，体质较差者配肾上腺、胃等穴。

【诊疗方法】耳穴贴压王不留行籽。

【临床效果】本组治疗 300 例青少年患者，痊愈（视力从 0.3 以上恢复到 1.2 以上）148 例，显效（视力从 0.3 以上恢复到 1.0）110 例，有效（视力从 0.3 以上恢复到 0.6）12 例，无效 30 例，总有效率 90%。

【资料出处】耳部压穴治疗青少年近视眼，四川中医，1989（3）。

处方三十九

【穴位选取】主穴：肝、胆、肾、心、脾。配穴：目$_1$、目$_2$、眼。

【诊疗方法】采用耳穴贴压王不留行籽法。

【临床效果】

1. 疗效标准：

（1）痊愈：视力达到1.0或以上者。

（2）显效：视力增加3级，但尚未达到1.0者。

（3）进步：视力增加1~2行者。

（4）无效：虽经治疗视力无增加者。

2. 治疗结果：本组治疗66例病人、128只眼，痊愈12只眼，显效13只眼，进步71只眼，无效32只眼，总有效率为75%。

【资料出处】耳压治疗青少年近视66例，陕西中医，1988（9）。

处方四十

【穴位选取】主穴：肾、肝、近视$_1$（位于耳穴食道与口之间）、近视$_2$（位于皮质下与内分泌交界处）、枕、目$_1$、目$_2$等穴。每次选4~5穴进行治疗。

【诊疗方法】耳穴贴压王不留行籽。

具体方法：选用耳穴探测仪，在相应区域探出敏感点后，用75%酒精局部皮肤消毒。待皮肤干燥后，将药粒用适当大小的方块胶布贴附在已选好的敏感点上，再用拇食指在胶布和药粒处夹压，使稍有压痛感，局部有充血象（发红）即可，并嘱患者每天按压3~5次。

每周换药1次，4次为一疗程，每个疗程后休息一周再复测

第四章 调治近视的耳穴疗法

视力 1 次。如连续两个疗程均无效者，不再继续治疗。如视力恢复 1.0 以上者为痊愈，须巩固一个疗程以善其后。

【临床效果】

1. 疗效标准：视力达 1.0 或以上者为痊愈，视力增加 3 行者（按视力表）为显效，视力增加 1~2 行者为进步，视力无增加或增加未达 1 行者为无效。

2. 治疗结果：本组治疗 514 例 905 只眼，总有效率为 77.1%，其中痊愈 51 只眼，显效 145 只眼，进步 502 只眼，无效 207 只眼。

【资料出处】耳穴埋药治疗青少年近眼近期疗效观察，中国针灸，1986（3）。

处方四十一

【穴位选取】心、肝、肾、眼、目$_1$、目$_2$。

【诊疗方法】采用耳穴贴压王不留行籽。

【临床效果】

治愈：视力增加达到 1.0 以上。

显效：视力增加 3 行以上，但未达到 1.0。

进步：视力增加 1~2 行。

无效：经治疗无效。

1. 99 例 181 只近视眼，经一个或两个疗程治疗，其中痊愈率达 18.%，显效率达 25.4%，进步 35.4%，总有效率 79.6%。

2. 181 只近视眼，治疗第一疗程后有 89 只已取得了不同程度的疗效，其中痊愈 11 只，显效 13 只，进步 65 只。

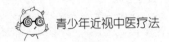

【资料出处】耳穴按压治疗近视99例,江苏中医杂志,1986(12)。

处方四十二

【穴位选取】主穴:肝、眼、目$_1$、目$_2$、新眼。配穴:肾、脾、心、交感、神门、胰胆、近视$_1$、近视$_2$、近视$_3$、近视$_4$。

【诊疗方法】采用耳穴压丸法。

材料:王不留行籽1000克,石菖蒲30克,附子30克,冰片3克,樟脑3克。

方法:先将籽附子、石菖蒲水煎两次,去渣留汁约1000毫升,然后将王不留行籽放入浸泡,24小时后取出晾干;将冰片、樟脑放入50毫升的95%酒精内溶成液状,倒入王不留行籽中搅拌,使其药液均匀的粘附于王不留行药丸上,装入密封的容器内备用。

【临床效果】

1. 疗效标准:痊愈:视力提高到1.0以上。

显效:视力提高3行以上但不足1.0。

进步:视力提高1~2行。

无效:视力无改变。

2. 治疗结果:

(1)近期疗效:经8~10次以上不同疗程治疗,治疗2693只患眼中,痊愈175只,其中视力0.1~0.6者治疗后痊愈101只眼,显效737只,进步1513只,无效268只,总有效率90.05%。

(2)远期疗效:停止治疗2~8个月随访,未下降者57只眼,

第四章 调治近视的耳穴疗法

有下降但未降至原来水平者65只眼,下降至原来水平者19只眼,总有效率仍在86.53%以上。

【资料出处】耳穴压迫复方王不留行籽治疗近视眼1369例疗效观察,中国针灸,1989(3)。

处方四十三

【穴位选取】肝、肾、眼、目$_1$、目$_2$。

【诊疗方法】采用耳穴贴压王不留行籽。

【临床效果】

疗效标准:视力增加4级以上(按视力表每一行为一级),且视力达到1.0者为痊愈。视力增加3级以上,但未达到1.0者为显效。视力增加1~2级者为进步。视力未增加或增加未达到一级者为无效。

治疗结果:123例246只眼,经一个或两个疗程的耳穴贴压治疗,其中显效率达30.9%,总有效率83%。

【资料出处】王不留行籽贴压耳穴治疗123例近视眼近期疗效观察,中国针灸,1985(4)。

处方四十四

【穴位选取】肝、肾、肺、神门、目、眼点。

【诊疗方法】患者面对视力表,在探查最佳敏感点同时测视力以求取准穴位。用0.5×0.5厘米医用胶布中央贴王不留行籽或莱菔子一粒,贴于穴位上,稍压2分钟。每次取1~2穴,隔2日治疗1次,3次为1疗程,嘱患者每日早中晚各按压1次,每月复

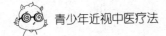

查 1 次，连续检查 6 个月。

【临床效果】

1. 疗效标准：按国际视力表检查，视力恢复到 1.0 至 1.5 为基本治愈，在原视力基础上增加 0.5 以上为显效，视力增加 0.1 至 0.3 为有效，经治疗 3 次以上视力仍未提高者为无效。6 个月后复查，视力下降 0.1 至 0.2 者为不稳定。

2. 治疗结果：治疗男女各 56 例，总有效率占总人数的 80.5%，占总眼数的 82.1%。6 个月后有 8 名患者 14 只眼在有效的基础上下降 0.1 至 0.2，不稳定率 7.7%，说明本法近期疗效较好，远期疗效亦能巩固。

【资料出处】耳穴贴压法治疗青少年近视眼 112 例，中国针灸，1985（4）。

处方四十五

【穴位选取】肝、目$_1$、目$_2$、眼、肾等。

【诊疗方法】采用耳穴贴压王不留行籽法。

【临床效果】本组 230 例患者有效 227 例，有效率为 98.7%。

【资料出处】耳压治疗近视眼 230 例疗效观察，新疆中医药，1988（1）。

处方四十六

【穴位选取】一组：新眼$_1$、新眼$_2$、肝、眼、眼$_4$

二组：新眼$_1$、新眼$_2$、枕、目$_2$、后眼$_1$

三组：新眼$_1$、新眼$_2$、肾、目$_1$、明亮$_1$

第四章 调治近视的耳穴疗法

四组：新眼$_1$、新眼$_2$、眼$_5$、新眼$_3$、后眼。

新眼$_1$、新眼$_2$两穴为主穴，每次必用。散光严重，重点用目$_1$、枕，另外可随症加减耳穴。

【诊疗方法】采用耳穴贴压王不留行籽。

1. 用经络诊疗器在耳部找到应用的穴位（即敏感点）。

2. 用0.8mm×0.8mm的小方块胶布把药粒固定贴在耳穴上。每耳选用4~5穴，两耳同时贴敷。

【临床效果】

1. 疗效标准：治疗后视力提高1.0以上为治愈。治疗后视力提高3级以上者，但未达到1.0者为显效。治疗后视力提高1~2级者为进步。治疗前后视力无明显变化者为无效。

2. 治疗结果：通过中药贴压耳穴，所治725例1274只眼睛中，近期治愈364只，显效364只，进步457只，无效89只，总显效率为57.14%，有效率为93.01%。

【资料出处】耳穴贴压中药治疗青少年近视眼725例疗效观察，中国针灸，1988（1）。

处方四十七

【穴位选取】耳穴：肝、心、肾、交感、皮质下、眼、鼻眼净、目$_1$、目$_2$。

【诊疗方法】耳一侧耳郭消毒后，揉按至发红发热为度，用探针找刺激点选准耳穴，将王不留行籽以胶布贴压于耳穴上，按压数次。嘱患者每日按压6遍，每遍20~30次，每周换3次，4

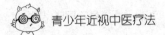

周为1疗程。

【临床效果】治疗对象年龄5~49岁208例，416只眼。经一疗程治疗后，44只眼视力上升3行，并达1.0；108只眼视力上升3行，但未达1.0；220只眼视力上升1~2行；44只眼治疗无效，总有效率为89.4%。

【资料出处】耳穴治疗近视眼208例近期疗效观察，湖北中医杂志，1986（2）。

处方四十八

【穴位选取】耳穴以肝、肾为主穴，配以眼、目$_1$、目$_2$、枕。

【诊疗方法】以上主配穴合用，每次选3~4穴，两耳同时施术。找出压痛点，用胶布将完整无壳的王不留行籽贴在痛点上，然后进行按揉，使之出现酸、麻、胀、痛感。患者每天自行按压3~4次，每次1~2分钟，10天换贴1次，4次为1疗程。

【临床效果】治疗对象年龄7~32岁517例，1016只眼。17例患者经1疗程治疗，双眼视力上升到1.0以上，66例双眼视力达0.6以上，304例双眼视力上升而未达0.6，130例双眼视力不变或下降，总有效率为75%。

【资料出处】王不留行籽贴压耳穴治疗青少年近视517例，浙江中医杂志，1983（2）。

第五章 调治近视的气功按摩疗法

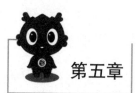
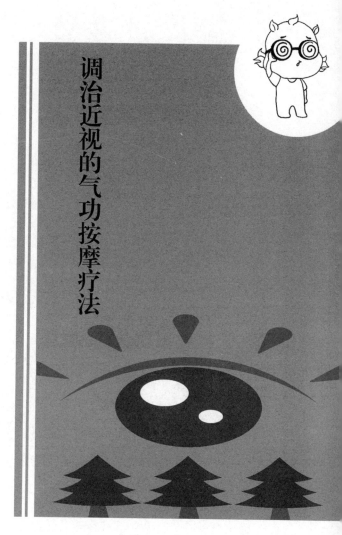

第五章 调治近视的气功按摩疗法

气功是祖国医学宝库中的一朵奇葩,也是具有民族特色的一种医疗与体育相结合的健身活动。气功锻炼可通畅眼部气血,协调眼部功能,解除眼肌疲劳,提高视力,从而起到防治近视的积极作用。按摩是通过对眼部周围穴位的按揉,使眼内气血通畅,改善神经营养,以达到消除睫状肌紧张或痉挛的目的,对于眼球纵轴长度变化尚未定型的假性近视者效果较好,对于真性近视者亦有一定疗效。

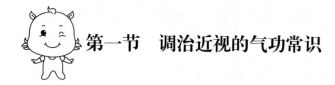

第一节 调治近视的气功常识

人体的一切运动变化,都要靠气的供应和推动,眼的活动也不例外。所谓"久视伤神",神就是气活动的体现,伤神即伤气。血的运行必须靠气来疏通,伤气以后,血行必缓,就会使眼组织营养不足,代谢失衡,影响眼睛的功能,久之就会形成近视。

根据中医的观点,气血是人之本,人体生命由血和气所组成。血是形体组成的基础,气是生命活动的能源,无形的气产生于有形的血,血的运行又受气的疏导和推动,所以《内经》云:"血为气之母,气为血之帅。"因之,气阻则血滞,血滞则气结,气不通则痛,血不通则肿。气血不和,则运化失衡而生病;气运和顺,血行自能畅通,机体各部功能平衡、代谢正常,则诸病不生。中医治病就是以调经顺气为主,气功治病和防治近视都是以此为理论依据。

气功治疗近视需要掌握气功学的三大要领,即调心、调息、调身。

一、调心

调心是指练气功者调动心力,通过各种特定意念活动的定向性或定位性的自我锻炼来能动地诱导入静,坚持意守以改善和增强人体的生理功能,达到治病强身的作用。因为,意念活动从本质上讲是人脑的信息活动,这种信息一经传递到效应器官就将引起相应的生理活动。练气功时的入静状态,是大脑皮层的主动性内抑制过程。这种过程对大脑的机能活动是一种特殊的休息。

其基本内容是:

1. 入静法。选择舒适、安静的场所,避免噪音的干扰,身形体态和精神状态要尽量放松,排除一切杂念,争取尽快达到入静。

2. 放松法。在心平气和、思想集中的情况下,用意识引导身体各部分放松。默念"头部,松——;颈部,松——;两肩,松——;两手,松——;胸部,松——;腹部,松——;大腿,松——;双脚,松——。"如此从头到脚为一遍,每次练功可以反复几遍。

3. 数息法。在不用力、自然呼吸的情况下,以一呼一吸为一次,将思想集中在计数上。

二、调息

调息是指使自己的意识,在思想安静的状态下,轻柔缓和地顺应着呼吸的自然频率、深浅,慢慢地调整到松静自然的气功状

第五章 调治近视的气功按摩疗法

态。这样,息调平和也就思想安静,思想越静呼吸也就调得均匀。

调息法除了胸式呼吸之外,尚有腹式呼吸,而气功锻炼的腹式呼吸有顺呼吸与逆呼吸两种。

顺呼吸,吸气时小腹膨隆,意念也顺着下降;呼气时小腹自然回缩上升,意念也随着上升。

逆呼吸,吸气时小腹轻轻地向腹腔收缩,意念也随着上升;呼气时小腹自然放松,意念也随之下降。

意念呼吸法,也称意念调息法。首先,鼻呼吸与丹田的收缩与舒张连起来。鼻吸气时与小腹膨隆同时相连行动,鼻呼气时与小腹回缩同时相连动作,顺其自然,切勿勉强。其次,待上式练到了熟练程度,鼻呼气时与小腹收缩连起来,鼻呼气时与小腹放松连起来。

三、调身

调身,包括气功锻炼时身体的姿势和动作。

1. 练功的姿势

练气功的姿势分为坐式、卧式、立式,老年人以坐式与卧式比较适宜。

2. 练功的方法

坐式以平坐为常用,端正稳坐方凳上。自然盘坐,上身正直,两眼平视,渐收神元。舌舐上腭,闭唇,上下牙齿轻轻扣住。两手置于膝上,掌心向下,思维集中后即可开始做功。

仰卧,头部垫枕头,枕头的高低以使颈部舒适并保持呼吸通畅为度。四肢自然伸展,双手平放于身体两侧,掌心向下,

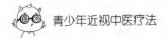青少年近视中医疗法

两腿伸直。

侧卧，以右侧卧为佳，右腿自然伸出，左腿约弯屈成115°，右手放于枕上，掌心向上，距头约2寸远，左手自然伸出，放在左腿髋关节的部位，腰部向后略屈，口、眼轻闭。

站式有很多种，如"三圆式""下按式""朝真式"等等。常用的站式为：两腿分立，与肩等宽；两膝微屈，稳定地站在地面上；上身正直，下颌内含；松肩沉肘，两手抬起如抱树状；全身放松，舌抵上腭，目视鼻尖，意守丹田，做自然腹式呼吸法。

练气功治疗近视正是通过以上调心、调息、调身的三调来达到纠正近视的目的。当然，近视的形成并非一时一日，因此它的恢复过程也需要一段时间。有的人练功几天，视力就提高很快，但如停止不练，则不巩固。实验证明，认真练三个月，可以稳定效果。如能继续练功，把"气功态"——头正、项直、鼻对脐、松静自然、含神正视等有关气功的基本要求随时随地结合到工作、学习、日常生活中去，才能巩固和继续提高疗效。

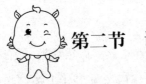 第二节　调治近视的按摩知识

一、常用手法及临床应用

1. 揉法，分掌揉和指揉两种。

【动作要领】掌揉法是用手掌大鱼际或掌根吸定于一定部位

第五章 调治近视的气功按摩疗法

或穴位上,腕部放松,以肘部为支点,前臂作主动摆动,带动腕部作轻柔缓和的摆动。

指揉法是用手指罗纹面吸定于一定的部位或穴位上,腕部放松,以肘部为支点,前臂作主动摆动,带动腕和掌指作轻柔缓和的摆动。

本法操作时压力要轻柔,动作要协调而有节律,一般速度每分钟 120~160 次。

【临床应用】本法轻柔缓和,刺激量小,适用于全身各部。

2. 按法,有指按法和掌按法两种。

【动作要领】用拇指端或指腹按压体表,称为按法,用单掌或双掌,也可用双掌重叠按压体表,称掌按法。

按法操作时着力部位要紧贴体表,不可移动,用力要由轻而重,不可用暴力猛然按压。

【临床应用】按法在临床上常与揉法结合应用,组成"按揉"复合手法。指按法适用于全身各部穴位,掌按法常用于腰背和腹部。

3. 点法,有拇指点和屈指点两种。

【动作要领】拇指点是用拇指端点压体表。屈指点有屈拇指,用拇指指间关节桡侧点压体表,或屈食指,用食指近侧指间关节点压体表。

本法与按法的区别是:点法作用面积小,刺激量更大。

【临床应用】本法刺激很强,使用时要根据病人的具体情况和操作部位酌情用力,常用在肌肉较薄的骨缝处。

4. 捏法，有三指捏和五指捏两种。

【动作要领】三指捏是用大拇指与食、中两指夹住肢体，相对用力挤压。五指是用大拇指与其余四指夹住肢体，相对用力挤压。在作相对用力挤压动作时要循序而下，均匀而有节律性。

5. 弹法

【动作要领】用一手指的指腹紧压住另一手的指甲，用力弹出，连续弹击治疗部位。操作时弹击力要均匀，每分钟弹击120~160次。

【临床应用】本法可适用于全身各部，尤以头面、颈项部最为常用。

二、眼保健操

1. 揉攒竹：以左右手拇指罗纹面，分别按左右眉内侧的凹陷处，轻揉攒竹，用力适度，酸胀为宜。

2. 按睛明：以左手或右手的拇、食二指罗纹面，按在睛明穴上，先向下按，然后向上挤，一挤一按，重复进行，酸胀为宜。

3. 按揉四白：以左右手食指罗纹面，分别按在双侧四白穴，持续按揉，酸胀为宜。

4. 刮眼眶：以左右手食指屈成弓状，以第二指节的内侧面紧贴上眼眶，自内而外，先上后下刮眼眶，重复进行，酸胀为宜。

5. 揉太阳：以左右手中指罗纹面，紧贴眉梢与外眼角中间向后约一寸凹陷处，按揉太阳，酸胀为宜。

以上方法，每天早晚各做一次，也可在视物过久（如连续看书等）、眼睛疲劳、视物不清或视力减退以及老人目花等时运用。

第五章 调治近视的气功按摩疗法

另外，先以两拇指轻轻捻转揉压左右切迹穴（即眶上缘内 1/3 和中 1/3 交界处的眶上切迹处）100 次，再轻揉压球后、上球后、睛明、四白、太阳、风池等各 50 次，每日 1~2 次。

以上方法均可用于防治青少年近视，以及中年人用眼过度后引起的视物不清等，可消除眼睛疲劳，有很好的效果。

三、用眼注意事项

1. 患者在治疗期间晚上不要看电视、看手机以防视力下降，平时患者加强体育锻炼，增强体质，加强营养，视力提高后仍需做视力保健操以巩固疗效。

2. 治疗期间在不妨碍工作和学习的情况下嘱患者尽量减少近距离工作时间，如少看课外书籍（学生），多远眺，注意纠正看书写字姿势，尽量勿戴眼镜等。

3. 治疗中贵在坚持。

4. 注意用眼卫生，多进行户外活动。

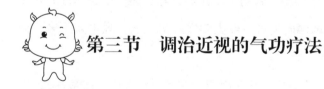

第三节　调治近视的气功疗法

一、铜鼓气功

【功法】

（一）练功前先做眼保健操

1. 睛明穴（在眼眶骨内缘，内眼角外一分处）：用大拇指与

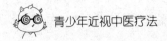

食指（左右手均可）压住穴位，按摩32次。

2. 攒竹穴（在眉头边缘，入眉毛约一分处）：以食、中、无名指抱住头部，用双手拇指压住穴位，按摩32次。

3. 瞳子髎：以大拇指按在腮部，用双手食指压住穴位，按摩32次。

4. 承泣穴：以大拇指按在夹车穴，用双手食指压住穴位，按摩32次。

5. 目明穴：以大拇指按在太阳穴，用双手食指压住穴位，按摩32次。

6. 浴眼：用双手食、中指指面贴在上下眼皮上，做浴摩16次。

7. 风池穴：以四指抱在头部两侧，用双手拇指压住穴位，按摩32次。

8. 揉耳：用双手拇指与食指轻捏住耳垂，拇指在后，食指在前，做按摩32次。

9. 干浴脸：将两手心搓热，并趁热用中指从迎香穴手心贴脸沿鼻梁两侧向上推，经太阳穴、头维穴、风池穴下来，做循环摩擦32次。

10. 合谷穴：用手拇指尖交换压住穴位，按摩各32次。

11. 足光明穴：以四指抱在小腿内侧，用双手拇指压住穴位，按摩32次。

（二）练基本功

1. 姿势：头部与躯干正直，两腿分开与肩同宽，两脚尖分开

第五章 调治近视的气功按摩疗法

成微八字形，身体重心平衡落在两脚掌与脚跟之间；两膝微曲，两髋稍内收，微含胸，下颌稍内含，两眼微闭合或平视远方景物；唇轻合，舌尖轻抵上腭或平放，脸带微笑，两肩松沉，两手自然下垂；静默片刻后，两手徐徐侧分开，与身体成 30-45 度角，掌心向下稍向后，手掌呈弧形，拇指背对着髋部，拇指与食指之间分开成蛇口状，其余三指自然分开；摆好姿势后即全身放松，收敛思维，排除杂念。

2. 呼吸。先做自然呼吸二至三天，再逐渐锻炼逆呼吸（逆式深呼吸）。

3. 意守。先意守丹田，五分钟后移守天应穴 15 到 20 分钟。

(三) 自我导引

1. 两手开合。在静立养气的同时，将两手从胯部慢慢地上提到胸前，手心相对（意灌劳宫穴，达到劳宫穴有较强气感），做两手缓慢开合 32 次。

2. 推拉运动。接上，两手心旋转向面部，手心对着眼球，手心与眼球内推时相距约 2 至 3 厘米，外拉时相距 20 厘米左右，做推拉运动 32 次。

3. 左右运眼。接上，两手心慢慢靠近眼球，做顺时针 8 圈，逆时针 8 圈。

4. 意照眼球。接上，两手心对着眼球，相距约 2~3 厘米，做停留意照眼球 2~3 分钟。

5. 指气天应穴。接上，在将两手缓慢上推到天应穴的同时，

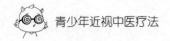

把意念移到两手食指指尖,做意气按摩天应穴64次。

(四)收功

在做完意气按摩天应穴之后,先放弃意守和调息,然后两手随后脑缓慢浴经颈部、胸部、小腹部,则自然分开;再慢慢地睁开眼睛,做花交手8次(即两手同时分做一反一复上下运动);接着转尾闾,将两手背贴在腰部以尾闾为轴心,做缓慢旋转,左右各8圈,做完全套功法约40到45分钟时间。

【临床效果】治疗134人268只眼,治疗15天后,视力达1.0有49只眼,视力提高3行者有97只眼,视力提高1-2行有109只眼,治疗无效13只眼,总有效率为95.1%。

【资料出处】铜钟气功治疗近视眼134例临床总结,中华气功,1986(2)。

二、增视功

【功法】

1. 起式(预备功):舒展身躯,放松思想,调匀呼吸,进入气功锻炼状态。

2. 转睛:将眼球向左右作最大幅度的旋转各九圈。

作用:锻炼眼外肌,使眼球在眶腔内转动,可改善眶腔及眼球本身的血液循环,并有纠正眼轴过长的作用。

3. 揉:目内眦沿睑裂向外,摩擦3~9遍,起按摩视器的作用。

4. 点穴按摩:取睛明、鱼腰、承泣、瞳子髎、翳明、臂臑六个穴位,在每个穴位上作旋转点按等按摩手法,集气功、针灸、

第五章 调治近视的气功按摩疗法

按摩三种疗法之共同作用，施于诸穴，以达到增进视力、防治眼病之目的。

5. 近观远望：将目光交替地集中在适当远近的两种目标上，用于主动的使眼状肌进行弛张交替的运动。

作用：使睫状肌达到积极的休息，改善视器内部的血循环。

6. 洗头抚头：按摩头面，转叩枕区，起到疏通头部经络、调理气血、安神醒目的作用。

7. 收式（结束功）：舒展身心三长目；养气、收功。

【要求】

1. 身体虚弱者还应注意配合全身性锻炼，如配合"太极拳""八段锦"对症导引起功等。

2. 练功时要保持清洁：当头、面部有感染时应暂停正功中的第2、3、5项的锻炼，病愈后接续。

3. 注意用眼卫生。

【临床效果】经四个月的练功，671人1432只眼中，视力提高一行以上有1026只眼，治疗总有效率为71.65%。

【资料出处】"增视功"防治近视眼的疗效观察，中华气功，1986（2）。

三、采气降浊功

【功法】

1. 30分钟气功组功法。通过采气降浊、静立站桩、劳宫开合来培养和调动人体内的真气，用运气导引、旋睛明目的方法直接

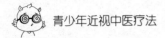

作用于眼部。

2. 10分钟气功组功法。通过静坐,放松入静,意守丹田,配合腹式呼吸、默念数字来调动和培养体内真气,再用气守引法使内气外放作用于两目。

在练功过程中,强调姿势正确,全身放松,意念集中,气沉丹田。

【临床效果】

1. 30分钟气功组:104名患者接受本组治疗,在197只眼睛中,视力增加3行29只眼,视力增加1~2行101只眼,治疗无效或视力减退有67只眼。

2. 10分钟气功组:在接受治疗的202只眼中,视力增加3行有17只眼,视力提高1-2行有41只眼,治疗无效为71.3%。

【资料出处】气功治疗近视眼疗效初步观察,中华气功,1986(2)。

四、运气治眼功

【功法】

(一)运气治眼

1. 松静站立。两脚与肩同宽,两手自然下垂,嘴唇微闭,舌舐上腭,垂睑,作到体松神静。放松次序是:由头颈—肩—臂(胸)—腹—腿—脚趾,依次意念放松。然后进入体松神静状态,采用自然呼吸5~15分钟。

2. 丹田开合。松静站立,意守劳宫穴,曲肘,掌心相对与丹

第五章 调治近视的气功按摩疗法

田齐高。两掌慢慢合拢为合；手背相对，双掌慢慢分开为开，一合一开为一次，共做 7~15 次。

3. 捧气治眼。掌心向上，徐徐上升，双掌在眼前慢慢运转。意念一股真气由劳宫穴发出贯入双目，然后使掌慢慢离开双眼，掌心向下经胸部放下。

4. 收式。松静站立，两手从体侧向丹田前合拢前伸，掌心向上徐徐上升，至胸部后掌心向下，中指相对，慢慢下降至丹田，掌心向里扣为 1 次，共做 3 次。

(二) 转目熨睛

1. 转目。双眼微闭，松静站立，意念眼球，左转 3 圈，右转 3 圈，然后睁目远望 10 米外的绿树 10~15 秒钟，共做 7 次。

2. 运目。直视前方，松静站立，意眼球使眼球上下左右旋转，共做 7 次。

3. 闭目休息 30 秒，力求做到体松神静。

4. 双掌相搓，意在劳宫，手掌发热后迅速覆盖双目，意念真气进入双目，共做 7 次。

5. 浴面，两掌分别放在眼眶处，意念各个指头，大拇指走太阳穴上下，食指、中指、无名指走眼眶上下，小指走鼻两侧，可做 1 次以上。

(三) 指针压穴。

即用指头代替银针，先揉后压，刺激穴位，疏通眼部经气。

1. 用食指依次揉压睛明穴、增明₁穴、瞳子髎穴、承泣穴和

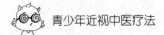

风池穴,并意念所揉压的穴位,然后轮揉眼眶。

2. 用食指指甲轻轻揉压耳朵上的肾、肝、目、眼各穴,并意念所揉压的穴位。

3. 揉压力度以穴位感到胀、热即可。一般每穴可揉压半分钟,揉压时应遵循轻—重—轻的规律,不必死死压住穴位。

最后,还应注意:

(1)练功期间最好不戴眼镜或戴比原眼镜度数浅的眼镜,这样才能达到丢掉眼镜目的。

(2)严格用眼卫生,减少降低视力的可能。

(3)近视龄长的患者如能结合气功师的外气治疗,则治疗效果会更佳。

【资料出处】气功、指针治疗近视法,中华气功,1986(1)。

五、气功信息治疗法

【穴位选取】睛明、增明、外明、瞳子髎、球后、健明$_1$。

【诊疗方法】采用SZY-1型气功信息治疗仪进行治疗。将电脉冲的两极放置到双眼的同一个穴位上,停留40~50秒,每次治疗3~5分钟,5次为1疗程。

【临床效果】治疗30例患者、57只眼,视力提高到1.0以上有13只眼,视力提高到0.8以上有14眼,视力有提高但不到0.8有30眼。平均视力提高0.3,总有效率为100%。

【资料出处】气功信息治疗仪治疗假性近视,气功杂志,1983(3)。

第五章 调治近视的气功按摩疗法

六、放松运眼法

【功法】

1. 入静。衣带宽松,不戴眼镜。两足平行开立,与肩同宽,脚尖微朝里,脚掌轻轻放平,轻闭双目。全身放松,两肩微向前合,两臂自然下垂,肩和手之间微屈。头部正直,口齿轻合,舌尖抵上腭,如此15~20分钟。

2. 运气。接上式。双手徐徐向前提起至肩平,手心相对,屈肘,两臂对称成弧形。两手用意慢慢并拢,至相距2~3寸时,再用意将两手慢慢拉开,拉开到略比肩宽时慢慢并拢,如此循环往复36次。

3. 治眼。双目轻闭,臂直肘曲,呈放松状态,双手手背慢慢朝下,手心对准眼睛,自下而上又自上而下地用意向眼睛方向轻推轻拉,持续15分钟。

4. 收功。手心朝上,手臂抬起,渐渐回至胸前,手心再翻朝下,轻轻往下按到腰与胯之间,恢复静立状态。1分钟后,眼睛慢慢睁开,平视前方,休息片刻,收功。

【临床效果】75例用此法治疗的患者中,有12人视力恢复到1.5,14人视力上升0.5~0.6,20人视力上升0.3~0.4,10人上升0.2,14人上升0.1,5人治疗无效。

【资料出处】气功能治近视眼,气功杂志,1983(3)。

七、"三环明目功"

【功法】

预备功:夏天避阳,冬天避风,树荫下、室内均可锻炼。姿势站、坐均可。站立时,两脚开立,与肩同宽,双目垂帘,略露浅光;眼肌放松,大脑入静,应做到视而不见,不受外界干扰,约1~3分钟。

1. 按环,可分"五指齐按""逐指轮按"两种。左右五指"按穴"的部位形状像"环"形。"五指齐按":大拇指按"瞳子髎",食指按"丝竹空",中指按"攒竹",无名指按"睛明",小指按"承泣"。左右五指分别按双目的穴位,十指同时进行点按。"逐指轮按":先从大拇指起点按"瞳子髎",接着以食、中、无名、小指为顺序,轮流对上述穴位进行按点,反复进行,约10圈左右。按点与呼吸配合的方法:吸气,十指(或一指)进行按(稍转动);呼气,十指(或一指)同时进行松或按,松时手指不离开穴位。呼吸长短可根据本人情况决定,以不憋气为宜。

2. 摩环。①双掌用食指同时按放眼眶左右两侧的"睛明"穴,再沿着眼眶骨面向下、向外、向上画目,再回到"睛明"穴处,呈"双环"形。画下半圈时,眼稍睁开,呼气。②用中指分别摩揉双眼皮,先从上眼皮后摩到下眼皮,使眼皮全部摩到。呼吸自然。上述两种摩法的区别:一是摩双眼眶骨边缘,二是摩双眼眼球上方的眼皮;一是外圈、大圈,二是内圈、小圈。每天早睡起、午睡后即摩,平时稍感眼部酸胀,立即摩揉,次数不限,动作宜轻,以不痛楚、不伤眼球为准。天热流汗时不宜练,可早晚凉时练。练前要洗手,也可戴上清洁纱白手套练功。

3. 气环。在学练上述按环、摩环的基础上,先学练眼球转动法；待熟练后，再采取"吸上呼下"的方法，使运气路线像环形，形成围着眼眶际缓慢匀速运动的气环。如：做"上下转睛"时，双眼眼球从下向上转，跟着吸气；略停一秒钟，双眼球再从上向下转，随着呼气，再略停一秒钟。这样，双球一上一下轮番转动，逐步学会带动气体在眼眶内呈"环形"状运转（不是笔直运行）。运转快慢不一，根据本人呼吸长短决定20~60次循环即可。

注意问题：1. 呼吸配合转睛不可勉强，如感气急，可先任其自然，后慢作配合。2. 开头可能感觉不到有气随行，不可追求气感，也不可用意过甚、用力太激，仅仅要求在一吸一呼的同时，轻微感觉有气在眼眶内运行，到一定阶段，才能慢慢形成气环：球随气行，气领球转，周而复始。

【临床效果】一近视患者原左眼0.6、右眼0.4，经练三环明目功法，半年后左右眼分别提高到1.4和1.3，摘下戴了20多年的眼镜。

【资料出处】三环明目功治近视，气功与科学，1990（10）。

八、松静练气法

【功法】

（一）静气功法

1. 预备式。本功法要具备三个条件——松、静、自然。松，即思想情绪、周身的关节，特别是腰、颈、椎、肩头要放松，周身放松后，就比较容易入静；静，即意念安静；在入静的基础上，达到姿势自然、呼吸自然、思想自然，再开始练功。

2. 静功练气。身体直立，两脚平行开立，与肩同宽，不要内外八字；两手自然下垂，两大拇指轻靠裤缝前，其余四指并拢放松，身体从侧面看要成一条直线。在预备姿势的基础上开始呼吸，呼吸时，口轻闭，舌顶上腭，头正颈直，鼻尖对脐，轻轻闭上眼睛，用鼻先呼后吸。吸气时，意想大地的静气从头顶百会进入顺直而下，一多半进入天目穴，意想天目鼓起；一少半经胸腹正中直下到达气海穴（即丹田），同时小腹鼓起。呼气时，丹田和天目穴同时内收，意想人体浊气随之呼出。呼吸要松静自然，要掌握细、匀、慢、长，练30分钟左右，有时间可多练。

3. 劳宫练气。在静功练气的基础上，两脚开立与肩同宽，两手缓缓上前举；小臂与地面平行，两小臂同高，松肩坠肘，小臂与大臂之间成90°角；指尖朝前，手背向上，与肩同宽，两手手心相对，劳宫穴相对准；舌顶上腭，两眼微闭，肛门内收。体松意静之后，吸气时，意想从劳宫穴有股气流经手背、臂外侧到头顶百会，又从百会穴直下，从面部、胸腹正中直下到丹田；呼气时，意想气流从丹田上循经膻中穴，从两臂内侧到达手心劳宫穴。如此练习5分钟后，待两手心有热胀气感时，将两手徐徐内合（用意不用力）。内合时，意想两手心之间有股阻力，有合不拢之感，慢慢合至两手距离10厘米即停，此为呼气。吸气时，用意念将两手慢慢向外拉开，此时意想有股吸力相连，有拉不开之感，可拉至比肩略宽。以上一定用意不用力，如此内合外拉，不少于5分钟，练至1个月后，两手之间的热气大增，说明气感逐渐在增强。

第五章 调治近视的气功按摩疗法

（二）眼睛的功法

此功法姿势不限，不论坐、站，一定要全身放松，身体正直，以感到舒服为好。

1. 眼睛呼吸式。这是让眼睛呼吸，消除眼睛疲劳的功法。前劳宫练气到觉得两手之间的气感很浓时，如采用坐姿进行轻闭眼，两手劳宫穴对准眼睛，当两手心移至离眼1.5~2寸时，两眼会有气感或热感，可停住，使眼内之气和手心之气相融合；然后两手同时向外拉，意想（有可能感到）两眼被一股引力往外吸，拉至两手离眼8寸左右可停；手心一致对准眼睛，再两手慢慢向内按，意想两眼有向内压的压力，到距眼1.5~2寸时停止，再慢慢向外拉，如此反复进行12次。

再用双手的指尖轻压眼睛，指尖稍微用力压迫眼球到觉得舒服的程度，经过5到6秒，才放开，重复12次。压住眼睛的手放开时，眼睛会呼吸，输入新鲜的气血。

2. 旋眼球式。轻闭眼睛运气，或摩擦双手产生温热，轻轻地贴在两眼之上。保持这种状态，眼球从左到上、从上到右、从右到下再到左，旋转一圈，一圈为一次，转36次，再反转36次。再眼球上下竖扫36次，左右横扫36次。移动眼球时，当作要注视那个方向的物体就行了，要看到最大限度。然后还是轻闭眼，手不动，此时周身要放松，两眼平视前方，意想前方有一物。注视15~20秒后，再意想手与眼之间气的感应，意想气进入眼中，眼球和气溶在一起。这时眼中可能产生跳动和热胀之感，这是气血通达、恢复眼功能的体现，一般约5分钟。

3. 收功。两手心对准眼睛，轻闭双眼，意想眼中多余之气被手心吸定，稍停，两手经鼻胸腹下按，按时轻、慢，意想气随手回归丹田，做3次，全身放松。

【注意事项】

（1）本功法的主要特点是导引按摩，所以在按摩时一定要轻松自如。练静气功时一定要放松，放松才能入静，只有静才能达到忘我的地步。

（2）练功时间每次1小时以上为好，若饭后练可在饭后半小时以后再练。

（3）此功法练到2~3个月后，两眼角可不时排出分泌物——眼屎。这是眼疾在好转，此时一定要坚持练下去，不可中断，否则会前功尽弃。

本功法对治疗近视、乱视和远视特别有效，对患眼病5-6年内患者，不练静气功，只练导引按摩，每天坚持早晚练两次，在4-5个月内，对近视、乱视的治愈率达90%以上。

【资料出处】气功按摩治疗近视眼，气功与科学，1990（6）。

九、三时观物功

【功法】

第一节、静立养气。

面南而立，两脚分开与肩同宽，全身自然放松、入静，双手如抱球状与脐同高，头正颈直，闭唇，舌舐上腭，垂帘、悬顶，

第五章 调治近视的气功按摩疗法

站桩 10~20 分钟，意念印堂；当有胀重感时，意念手心；气感强时，随呼吸进行劳宫开合。

第二节、手眼合气。

接上式，当气感很强时，双手劳宫相对与肩同宽提至眼高，手小指侧靠拢，手心翻向眼球按去（用意不用力），随吸气手往外拉 6 寸许。如此九法手眼合气后，用力搓手至热，捂在眼上两分钟左右，双手至任脉将气导到丹田。

第三节、点穴按摩。

松静站立，手如抱球，指尖相对，意念手指。气感强时，闭眼，手指点按印堂、山根、睛明、新民等穴，各点按 49 次。接着两手中指与无名指伸直，与指根部紧贴上眼眶，指尖相对，按摩攒竹、鱼腰、丝竹空、上明、正光等穴，同法按摩下眼眶的承泣、四白、球后等穴。再按摩外眼角的童子髎与太阳穴等，各 50~100 次，最后双手搓左右颈部各 12 次。

第四节、摇头摆尾。

两脚平行站立，双手在小腹前十指交叉，吸气提掌至胸，翻掌呼气往前推；吸气收回胸前，呼气向头顶推至两臂伸直；吸气屈肘，双掌下落至胸前，呼气翻掌弯腰下按双掌及地，头尾左右各摇摆 3 次，意念腰部，昂头，直身起立，意念鼻尖，恢复原式，连做 3 次。

第五节、三时观物。三时指晨、午、子，即晨观太阳、午观点、子观香。

1. 观阳功。晨时（7—9点），面东松静而立，双手在体侧成20度左右，手心向太阳。眼观初升太阳（若有光圈应垂帘），吸气意念太阳吸入眼内，呼气意念太阳降入中丹田，观看15分钟左右；两手搓热捂在眼上，静立片刻（3分钟左右）收功。

2. 午观点功。午时（11-1点），在东方4米左右，设一小圆点，直径约1厘米；在南方10米以外设一明显小目标，略高于眼。面向东南角松静站立片刻，先转身看近点1分钟，后转身看远点2分钟，再看近点2分钟，又看远点4分钟……如此远近交换看18~30分钟，意念把目标看穿。按观阳法收功。

3. 子观香功。子时（23—1点，为不妨碍睡眠也可提前），避光，点燃一根香，稍高于眼，相距3~4米，松静站立片刻，看20分钟以上，意念香火越来越明，按观阳法收功。

收式：双手从体侧随吸气慢慢上抬至头顶，随呼气至任脉将气导引至丹田。连做三次后，双手重叠在中丹田，静立片刻，再搓手21次，洗面数次而结束。每次练完功必做收式。

【注意事项】①呼吸自然、均匀、慢长。②意念要很强。③按摩眼周时切不能按眼球。④向下推掌不能及地者，不勉强，但不能屈膝。⑤坚持练功不间断，一二节必须同时练，日练1~2次，三节日练数次，其他节分别练，每日1次。

【临床效果】疗效与坚持全疗程密切相关。七天为1疗程，313例中参加全疗程治疗者仅占6.5%，而全疗程治愈率为39.49%。

经练功，视力恢复至1.0以上占15.02%，提高三行以上但未

第五章　调治近视的气功按摩疗法

达 1.0 占 41.76%，增加 1~2 行占 35.70%，视力不变有 8.03%，治疗总有效率为 91.97%。

【资料出处】"三时观物功"防治近视眼 313 例的疗效观察，东方气功，1989（1）。

十、"铜钟气功+保健操"疗法

【功法】练功前先做保健操，即：转颈运睛，按摩合谷穴、风池穴、睛明穴、天应穴、四白穴、瞳子髎穴、采眼眶及浴面等九节。要求取穴准确，操作认真，每日早晚各一次，持之以恒。每当感到眼疲劳，随时选做几节。

自我气功医疗：采用铜钟功基本功式，以培养真气为目的，松静自然为原则，要求心平气和、意静体松。在静养 10 分钟后通过开合运气至两手心间，"气感"很强时将两手慢慢转向两眼。此时周身放松，思想集中，意气相随，留心体会手心（劳宫穴）与眼球之间"气"的效感。然后配合以拉、按、抚、转、捺等动作，使"气"通过劳宫穴反馈到自己的眼部，在眼球中不时产生热、胀、酸、酥、针刺感及流水感等效应。功后头脑清爽，两眼轻快舒适，清晰明亮，达到自我治疗目的。

以气功自我治疗为主，辅以眼疗保健操，每期疗程四周，每日早晨练功半小时。

【临床效果】接受此法治疗的 171 例 342 只患眼中，视力有不同程度提高有 154 例，有效率 90.06%；治疗有效 257 只眼，占 75.15%，总平均视力提高 0.14。

【资料出处】"铜钟气功疗法"对青少年近视及屈光度影响的报告,气功杂志,1987(8)。

十一、运气按摩法

1. 先天性近视。一女孩患先天性近视,原视力0.3,练空劲气功来治疗眼睛。功法为在手部得气后,以气养眼,运气绕眼眶旋"∞"字,结合开、闭目远眺,同时按摩攒竹、睛明、瞳子髎、四白穴。练功7个月,视力上升至0.6。

2. 后天性近视。一患者练功前左右视力勉强达0.3,他选用禅密自我外气矫治近视功法治疗,配合按摩鱼腰、睛明、瞳子髎、四白等穴,每天坚持练功3次。经练功半个月,左眼视力0.5,右眼视力0.4。

【资料出处】气功治疗眼病,气功杂志,1988(5)。

十二、呼吸调睛功

【功法】

(一)准备姿势

(1)面对窗户(学校可在学生座位上略向窗户侧转),全身放松,心静下来。

(2)右手臂伸直,握拳翘起大拇指,离眼距离2尺以上,作为望近的目标。

(3)选择窗外的树木或楼房,作为望远的目标,离眼的距离最好10米以上,至少5米。

第五章 调治近视的气功按摩疗法

（二）开始练功

（1）吸气时眼望远处目标，呼气时眼望近处目标（右手大拇指）。

（2）呼吸均匀深长，每分钟呼吸次数在9~10次，一呼一吸约6~7秒，有录音的可根据磁带中口令调节呼吸和眼睛。

（3）每节5分钟，其中3分钟练功，2分钟闭目养神（趴在桌子上，眼睛和身体要放松，手臂不要压住眼睛）。

（4）作为预防、保健，每天可练1~2节。作为治疗，每天至少3~4节。

（三）注意事项

（1）时间最好是早晨，空气比较清新，身体较易放松。

（2）不要让光线直射眼睛，应注意有无窗玻璃的反光。

（3）不要定神在近处和远处。如是小孩练功，家长及老师应注意观察望远是否在吸气，望近是否在呼气，可用纸条等测查。在开始治疗的第一周尤其要注意养成好习惯。

（4）不要张口大呼吸，以免吐气过度造成头晕等反应，要均匀、深长、自然地呼吸。

【适应症】

（1）眼疲劳，这是一种主动积极的休息方法。

（2）青少年假性近视，效果较好。

（3）较轻的慢性单纯性青光眼。

（4）其他较轻眼病的保健。

【优缺点比较】

(1) 为自然的主动性锻炼,并非强制性被动治疗。

(2) 如果用不清洁的手或工具直接接触眼睛或外眼,往往会引起面部外眼结膜等处的感染,调睛功无此弊病,也无刺激性。

(3) 不受场地限制,可集体或单独在家练。

(4) 每节 5 分钟,如一天需练多次,可一次练完,也可分次练,时间利用上较自由。

(5) 符合简、便原则,动静结合。

(6) 如采用录音领功,教师和医务人员可巡回查功,有利于大面积练功。

(7) 除开始有些不习惯或疲劳外尚未发现副作用。

(8) 小学生往往易"定神",或忘记呼吸配合,查功者要勤巡视、勤观察、勤提醒。

(9) 张口用力呼吸可引起轻度头晕,纠正呼吸或休息片刻可止。

【资料出处】运气调睛功,气功与科学,1984(10)。

十三、气感诱导功法

【功法】

1. 静坐养气。端坐于与小腿同高的椅或床上,双脚平放于地面,相距约一尺。全身放松,闭目,下颌微内收;两手交叠,手心向上,置于小腹前,恰在两大腿之上。

意念:抛开杂念,进入练功状态,待情绪安定后,先从头至

第五章 调治近视的气功按摩疗法

脚使全身放松一遍；然后默想手上托一气团，此气团一半在小腹之中，一半在手上。初无感觉，但坚持默想气团，不久则会感觉手及小腹发热、发胀，或气团转动，或气团生色，颜色变幻等，即为有了"气感"。

出现气感的迟早亦因人而异，一般如每次静坐十分钟，三四次后即可出现，练过功者一次即有。有了气感后，每次静坐时间长短自行掌握，少则几分钟，多则几十分钟均可，但宜长不宜短。

2. 五色内视。静坐产生气感后，两手向两侧慢慢分开，然后缓慢上托，分别抚盖于双眼上。此时两手心凹处恰盖于眼球之凸部，手心轻触眼皮，不要用力压眼球。

意念：两手分开时，意想手上腹前之气团亦一分为二，变成两个小气团，分别被两手托起，随手而贯于眼中。手抚眼后，依青、赤、黄、白、黑顺序，默想眼前出现上述五种颜色，每色默想一分钟左右。初时，常眼前一片黑暗，不出现可想之色，可以默想带有颜色的实际景物。如：青色可想碧绿广阔的湖面、远处的青山；赤色可想满天的晚霞、初升的红日；黄色，可想金色的麦浪、成熟的柑桔；白色，可想朵朵白云、瑞雪初晴；黑色可想晴朗的夜空、光彩的漆器等。总之，根据自己的经历，想一些色彩鲜明而又柔和、令人神怡的景物。久之，则意到色现，不必再依借景物，即达到了随意的"内视"。亦可按上述五色顺序，反复循环内视。

3. 收功。内视后两手沿两眼下轻轻抚面，再依颈、肩、胸、胁、腹的部位分左右下抚，至小腹后两手交叠于小腹之前，先右后左轻揉小腹各3次。

意念：气随手的移动到体内由眼下降至小腹中，然后轻睁双眼收功。

【注意事项】

1. 整个功法，采用自然呼吸；

2. 动作缓慢自然，内视时两肘可支附于身前桌上，或下垂依托于前胸；

3. 意念随手而动，手引气行；

4. 利用学习工作的间隙练功时，静坐数分钟、内视一个循环即可，共约十分钟。如时间允许，静坐养气时间越长越好，但内视五色不宜超过10个循环。

【资料出处】眼疲劳的气功疗法，中国气功，1986（3）。

十四、气功运目法（眼珠动功）

【功法】

（1）闭目，眼珠向左右各转7次；

（2）睁眼注视左下方，后向右下方转动7次；

（3）直视右上方，后向左下方转动7次；

（4）两目睁开，平视正前方之一处；

（5）闭目静息片刻。

此法如能长期锻炼，可葆光明，对老年视力衰退和近视、弱视、散光、远视等有预防作用。

第五章 调治近视的气功按摩疗法

【资料出处】气功运目法，气功杂志，1982（1）。

十五、明目功（之一）

【功法】自然闭目，展眉舒胸，呼吸自然，腰部挺直，站、坐均可；意想白泥丸宫（百会），引气沿督脉，经神庭至印堂，稍停，分为两股，向左右眼眶运行；由攒竹，顺眉至丝竹空、瞳子髎，下行于球后，过承泣，穿健明，至睛明，运气1圈。接着再自攒竹运转，共运气7圈。然后由睛明返印堂，退神庭，回泥丸宫。

每天练功时间，可根据需要与可能而定。练功后，双目有酸胀及泪水润目之感，自觉视力增强，精神振奋。

【资料出处】明目功，气功杂志，1982（4）。

十六、明目功（之二）

【功法】

寅时起坐，全身放松，闭目调息，意守丹田，舌舐上腭，以意念徐徐吸气入丹田；气满屏息片刻，将舌放下，徐徐呼出浊气（呼吸时不得有声）；如此反复7遍，以舌搅上下腭，令津液满口，含入口中勿咽。将双手互相擦热，吐津手两掌心，揉按眼区36圈，然后以两手食指按两大眦凹中睛明穴21下（按时须使穴位有酸胀感）。然后起坐外出至高处，面对东方直立，两脚跟相距与肩齐，脚尖向内（成内八字），两目凝视刚出之艳日，意想将日之精华吸入丹田；双手平行，徐徐抬至与肩平，掌心朝下，抬臂时徐徐吸气，待腹满气极，双手徐徐下按至胯部，同时徐徐呼出浊气，如此反复7~21次，收功，漫步归家。

如晚上练，有月之夜，两眼凝视月光；无月之夜，可凝视远处之星辰、灯光。

适应于视力正常而无眼疾之人，如能坚持锻炼，可使神水充盈，视力胜于常人。

【资料出处】明目功，气功与科学，1984（10）。

十七、真气运行法

【功法】

1. 动静结合：静功采用真气运行法的"五步"功法，动功采用自我保健按摩、五禽导引、混元益气功等。

2. 待练功准备就绪后开放录音，引导学生集中思想，收敛心神。

3. 每天练静功一次（20分钟），功后作运目功（眼球旋转各18次），动功一次，每一疗程为100天（以实际练功日计算）。

【临床效果】78名学生参加练功，练功后，学生左眼视力上升幅度为9.946%，右眼视力上升幅度为10.76%。

【资料出处】真气运气法对青少年学生视力的影响，中国气功，1986（3）。

十八、自我导引法

【功法】

1. 静立养气。两足平行开立与肩同宽，颈项正直，稍含胸，但上身不可过弯，膝关节微屈，双目轻闭，意守丹田，入静5分钟。

第五章 调治近视的气功按摩疗法

2. 运气。两臂轻轻前平举，同时意识双手劳宫穴向内吸气，当双臂举到与肩平时，吸气结束；双臂缓缓下放，同时意识劳宫向外呼气。练5分钟，一般都有掌心发热、胀、麻等感觉，称为得气。

3. 导引。将得气双手掌依次轮流对准眼睛，即先右掌张开，劳宫穴对准右眼，意识将眼内"病气"抓吸出来；再慢慢将手臂放下，至最接近地面时，意识将吸在掌中的"病气"呼出在地下，右手休息，用左手按同样动作和意念抓吸左眼"病气"。交替导引，作7、8分钟，一般不要超过10分钟。

注意：1. 本导引功每日做1、2次即可，姿势动作、方法、要领一定要准确。2. 饭前、饭后、天气寒冷时不宜作此功。3. 患者不适时不要勉强练此功。

【临床效果】中小学生近视患者87人、174只眼，练功一个月后，视力提高有161只眼，占92.53%。

【资料出处】自我导引治疗近视174眼初步观察，气功杂志，1984（3）。

十九、运眼八法

【功法】

1. 上下正视。闭目，先向上看再向下看，6次；然后睁目，向上看再向下看6次。同时配合呼吸，上看时吸气，下看时呼气，以上下6次为一节，闭目、睁目各做6节。

2. 左右横视。闭目，先从左向右看再从右向左看，6次，然后睁目，从左向右看再从右向左看，6次。从左向右时吸气，从右向左时呼气,闭目、睁目各做六节。

3. 上左下右斜视。闭目,先从左上方看到右下方,再从左下方看到左上方,6次;然后睁眼,做上述动作,6次。从左到右下时吸气,从右下到左上呼气,闭目、睁目各做六节。

4. 上右下左斜视。闭目,先从右上方看到左下方,再从左下方看到右上方,6次;然后睁眼,做上述动作6次。从右上到左下时吸气,从左下到右上时呼气,闭目、睁目各做6节。

5. 四向顺视。闭目,按顺时针方向,看左、上、右、下四方;然后睁目,做上述动作。看左、上时吸气,看右、下时呼气,闭目睁目各做四节。

6. 四向逆视。闭目,按逆时针方向,看左、下、右、上四方;然后睁目,做上述动作。看左、下时吸气,看右、上时呼气,闭目、睁目各做四节。

7. 定点正视。在正前方选一定点(山峰、房屋、树干等均可),睁目凝视该定点。自然呼吸,默数一、二、三……十六。

8. 睁闭正视。如上选一定点,睁目凝视,然后双眼一睁一闭。睁时吸气,闭时呼气,睁闭一次为一节,共作16节。

运眼八法坐站均可。练站式时,两脚微屈,开如肩宽,两手合于气海穴;坐式时,正坐两手置膝,全身放松,大脑入静。运眼由快到慢,运气均匀无息。练习一段时间后,眼眶稍有酸麻感,练完后稍有流泪,这是正常现象。如出现头晕、眼花等不适,可适当减少运眼次数,运眼时用意用力稍轻,呼吸稍慢些。本法操

第五章 调治近视的气功按摩疗法

作简便,不受场地、条件、时间限制,如能坚持功效甚著。一般作一、两个月就有明显进步,之后仍应持之以恒。

附病例:

一患者双目视力均 0.3,配带眼镜已有 25 年。练"运眼八法",1 日 3 次。开始练时觉眼球不适,出现累、胀痛感觉,坚持 10 天以后不适症减轻,练 1 个月后不适症消失。练功 1 年后,经检查视力由原来 0.3 上升到 0.9。

【资料出处】运眼八法,气功杂志,1987(9)。

第四节 调治近视的按摩疗法

1. 点按法

【穴位选取】眼周穴、耳穴、体穴。

(1)眼周穴:上睛明→新攒竹→鱼腰→丝竹空→瞳子髎→小清明→太阳

下睛明→健明→承泣→球后→小清明→太阳。

(2)耳穴:眼、目$_1$、目$_2$。

(3)体穴:风池、合谷、光明。

【诊疗方法】眼周穴,从内眦角起到眼外眦角至太阳穴三处,各揉按六次。对其余穴位用运行方法,按箭头所指穴位顺序上下各点(揉)按运行 10 次。对耳穴眼和目$_1$、目$_2$,分别用拇食指各切按10次。对风池穴,用中指(食指助力)按(揉)五十次;对合谷穴,用拇指交叉各切按21次;对光明穴,立正弯腰,双侧握拳捶打穴位21次。上述穴位,每日早晚各点按1次,1月为1疗程。

【临床效果】用本法治疗496只眼,有效率为64.5%。

【资料出处】点按穴位治疗近视眼简介,四川中医,1985(2)。

2. 穴位按摩配合激光仪

【穴位选取】按摩组:攒竹→鱼腰→头光明→丝竹空→睛明→承泣→球后→鱼尾→瞳子髎。

激光用穴:睛明、承泣、攒竹、鱼腰、球后、风池、合谷等。

【诊疗方法】按摩法:病人坐在术者对面,术者用两手大拇指指腹分推眉弓十遍,然后按、点、揉各穴5秒钟,顺序如上,然后按压眼球21次,最后再点、按、揉鱼腰→睛明→承泣穴。每次10秒钟,每日1次,10次为一疗程。

激光法:病人取坐位闭眼,直接对准穴位,用氦—氖激光照射。时间每穴5分钟,一日1次,10次为一疗程,间隙10天可进行第二个疗程,多用承泣、睛明、鱼腰穴。

【临床效果】本组治疗100例,有效率达86.2%。

【资料出处】穴位按摩配合激光治疗近视眼和屈光不正100例报告,按摩与导引,1986(6)。

3. 推拿结合气功

【穴位选取】四白、睛明、瞳子髎、百会、风池、合谷等。

【诊疗方法】(1)患者平仰卧头稍高,双目轻闭,意守丹田

第五章 调治近视的气功按摩疗法

入静,同时做深呼吸,加强意念,舌自然舐上腭,真正做到"形松意紧""气沉丹田"。

(2)术者坐或站,用双手指点四白、睛明、瞳子髎、百会,然后用双手中指或拇指反复在以上四穴位做揉捏、点压、弹拨,但要补泻得当,需10分钟左右,真正做到每穴患者感觉有酸、胀、热感为宜;然后双中指在双眼球的中下部点压,加压使患者的局部有酸、胀、热感。

(3)让患者俯卧,术者双手的中指点双侧的风池穴,然后在风池穴处揉捏、弹拨,使局部有酸胀感,需5分钟左右。

(4)分别点患者的两侧足三里、阳陵泉、合谷、曲池。

(5)术者在患者的背部两侧的任、督二脉点压、弹拨,需5分钟左右。

(6)手法结束后患者需仰卧休息10分钟,继续双目轻闭,意守丹田入静,做深呼吸。

【临床效果】本组50例患者,平均年龄8、9岁。经20天(一疗程)治疗,查视力有47例提高,占92%。半年后随访,仍有44例提高,占88%。

【资料出处】气功结合推拿治疗青少年假性近视50例效果观察,按摩与导引,1986(6)。

4. 快速矫治法

【诊疗方法】

静立养气:静立,两腿分开与肩同宽,头颈端直,胸不挺,

195

膝关节微屈，两目微闭，意守丹田，时间为5分钟。

压眼穴：以拇指与食指捏住耳垂上的眼穴位（耳垂正中），同时意守眼穴，时间为2分钟。

压太阳穴：用中指轻压太阳穴，同时意守太阳穴，时间为2分钟。

运气：右臂上下起伏，当右臂上提时，意守劳宫穴，并且吸气；右臂下按时，意过劳宫穴，呼气，时间5分钟。

导引：将右手缓慢提起，手掌对准眼部，意守劳宫穴，吸气（将眼内病气吸到劳宫穴），然后将手缓慢或弧形下放。当手臂与地面垂直时，将手掌又慢慢翻向地面，使劳宫穴与地面相对，将病气呼尽。动作要缓慢，双目各导引5分钟。每人进行两次治疗，每次25分钟，间隔时间为一个月。

【临床效果】1000名近视患者，年龄为6~35岁，2000只眼中视力为0.1~0.3的有1434只。即刻疗效：视力恢复1.0以上有86只眼，视力提高3行以上339只眼，视力提高2行或2行以上500只眼，治疗无效1027只眼，视力退步48只眼。远期疗效：1600只眼中，视力恢复到1.0以上有153只眼，视力提高3行以上有700只眼，视力提高2行以上有397只眼，治疗无效337只眼，视力退步13只眼。

【资料出处】快速矫治法治疗近视眼疗效观察，气功杂志，1986（3）。

第五章 调治近视的气功按摩疗法

5. 气功自我按摩法

【功法】

（1）明耳目诀

常用两手按摩两眉后的丝竹空穴，做 27 次；再用手心及手指摩擦两眼和颧骨上，做 30 次。每天要多做几遍，无论什么时候都可以。每当做完，就用手向上摩擦额头 27 次，从眉中开始，入于发际之中。还须咽口水，多少不限。这样经常坚持，耳目就能清明；经过两年的工夫，就可以在夜间看书写字。

眉后小穴是头部经脉交会的地方，按摩此穴能使眼睛变得明亮，保护和锻炼眼神。

（2）三素云法

夜间躺着练此功，也可以在起床之后练习，不一定非在夜里不可，但必须在生气的时间练，尤以丑后卯前这段时间为佳。先闭上眼睛，面向东方坐着，用两手大指后掌，分别向左右按擦眼睛，经过耳门穴，使两手在脖子后相交，做 27 次。

在做的同时，要想象眼中有紫、青、绛三色云气，一齐出于眼前。这就是从内按出三素云，使它来灌注瞳孔（先想象两眼中有这样三色云气出现，凝郁片刻，再分别向左右按擦两眼。在按擦中，每次都觉得眼外的云气又回入瞳孔中，瞳孔光莹透彻。手过去，云气又出来，再按擦，云气又进入。这样反复做 27 次为止）。这样练一年，就能耳聪目明；长久地练下去，就能遥视千里。

每天于早晚练强肝明目功2次，每次30分钟，功后自我运气按摩。

【临床效果】治疗各阶段视力变化表（8~33岁，219例，432只眼）。

练功日期	观察例数（只）	痊愈	显效	提高	有效	无效	下降	有效率
第17天	432	5.50%	7.26%	17.52%	18.86%	43.26%	13.10%	43.64%
第24天	438	11.29%	18.95%	23.00%	47.31%	9.43%	1.31%	89.26%
第30天	438	14.81%	44.40%	17.45%	33.35%	4.80%	0	95.20%

【资料出处】气功自我按摩治疗——219例近视眼疗效观察，推拿与导引，1987（1）。

6. 按摩点穴法

【穴位选取】枕下点（两侧寰枕关节外开1cm陷中）、颈点（第3颈椎棘突及两侧横突连线中点下陷中）、胸点（第1胸椎棘突与两侧横突连线中点下陷中）、太阳点、棘突旁线（枕骨下至第2胸棘突与两侧横突之间）、横突外线（枕下点至第2胸椎两侧横突外开1cm）、上眶线、下眶线（两侧下眼眶弧线）。

【诊疗方法】患者坐位，两手置膝上，全身放松，口目微闭，舌顶上腭，自然呼吸，排除杂念，意守枕下。医者位其背后，两拇指尖分别自上而下弹拨棘突旁线、横突外线各10遍，均以胀痛感为度，每当弹拨到颈点、胸点、枕下点时，应微加功固定弹拨7次。然后令患者微仰头，改意守太阳点。医者两手中间三指并

第五章 调治近视的气功按摩疗法

拢，以指腹着力，自印堂穴分推上眶线至两太阳点10遍；继用上法自鼻侧分推下眶线至两太阳点10遍，均以微痛感为度。每当推至两太阳点时，应微加力向鼻侧点按7次。接着，以双手中指腹自两眼正前方向眼底位同时点按20次，以舒适感为度。手法毕，嘱患者意守两眼球，闭目静坐5分钟。以上手法每天1次，15次为1疗程，疗程间隔5天。

【临床效果】经治疗2~4疗程，巩固1疗程，视力增加0.4~0.7有77例（152只眼）；经治疗4~5疗程，巩固一疗程，视力增加0.2~0.3有63例（123只眼）；治疗2个疗程以上视力不变或略有改善有11例（21只眼），治疗总有效率为93%。对治疗有效50例（100只眼）1年后追访，疗效巩固者41例（82只眼），视力略有进步6例（12只眼），视力退步3例（6只眼）。

【资料出处】按摩配合导引治疗青少年假性近视151例，浙江中医杂志，1990（7）。

第六章 调治近视的食疗方法

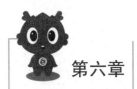
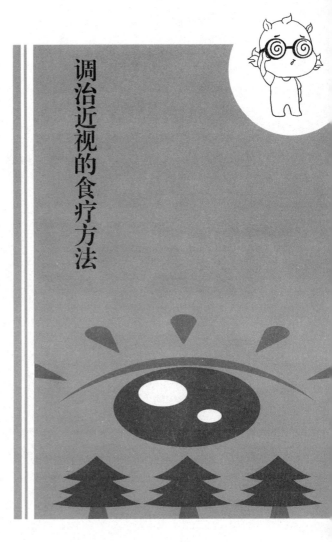

第六章　调治近视的食疗方法

医学研究认为，近视不仅与遗传、不良用眼和饮食偏嗜等因素有关，还与患者体内缺少锌、钙、磷等元素及氨基酸有关。中医认为，近视的发生是因肝肾不足、气血亏损所致。故对于近视，除应注意卫生、克服偏食外，还可通过饮食来调理，以补益肝肾气血而加以防治。

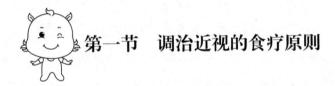

第一节　调治近视的食疗原则

近视的发生与巩膜坚韧度不足有关，食疗就需要以维持巩膜坚韧性为手段，以达到预防和治疗近视的目的。巩膜成分中除大量水分外，固体成分主要是蛋白质，还有脂肪和无机盐。我们可以通过日常食品的摄入来满足身体需要，加强巩膜的坚韧性。

为了满足对蛋白质的需要，我们必须在膳食中注意搭配高蛋白的食物，如适量的肉、鱼、蛋、奶等动物性食品，这是谷物食品和蔬菜水果难以替代的。黄豆和各种豆制品也含有较高蛋白质成分，营养价值高，在防治近视中不可缺少。

巩膜中的钙、磷等无机盐是增强巩膜坚韧性的重要因素，因此在饮食中要注意多吃富含这类物质的食物，如豆类、乳类、花生米、油菜、芹菜、海带、虾皮、大枣等含有丰富的钙质，而鱼、虾、蛋、动物肝脏、瘦肉、紫菜、核桃、南瓜子等食品中含有丰富的磷，我们可以根据实际情况适当选用。

维生素D可以促进钙和磷的吸收，保持人体内钙磷比例平衡。因此对维生素D的需要也体现在预防治疗近视中。由于维生素不能在体内合成，所以必须依赖食品补充。动物肝脏、乳类、蛋黄和鱼肝油内都含有丰富的维生素D，应注意补充。

中医认为，肝肾不足、气血亏损是导致近视发生的主要原因，因此可以吃一些补益肝肾气血的食品来防治近视。如鲫鱼、黄鱼、墨鱼、淡菜、海参、虾、甲鱼、桂圆、荔枝、葡萄、核桃、桑椹、大枣等，还有蛋类、肉类也有很好的补益作用，特别是动物的肝脏、肾脏。这是中医学"以脏补脏"原则，临床上多取得较好效果。

另外，对于近视防治，不能只抓住局部症状，而应当从全局出发，提高身体质量。在加强身体锻炼的同时，辅以适当的营养，对近视防治具有较好的效果。

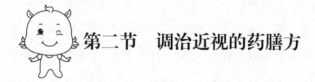

第二节　调治近视的药膳方

近视患者在日常饮食中，应注意合理搭配，做到营养均衡，并多摄取含蛋白质、维生素、矿物质的食物。下面为大家介绍一些对保护视力有益的药膳方，以供近视患者及有近视倾向的人在日常饮食中参考。

第六章 调治近视的食疗方法

猪肝枸杞粥

【原料】枸杞、菊花各 15 克，猪肝 100 克，粳米 50 克，姜丝、精盐、味精、麻油各适量。

【制法】将菊花、枸杞分别洗净，沥干；猪肝洗净，切片；将粳米淘洗干净，放入锅中，加入适量的清水，用武火烧开后，改用文火慢熬至粥将成时，加入菊花、枸杞、猪肝以及少量的姜丝继续煮；待粥熟时，加入精盐、味精，淋上麻油调匀即可。

【用法】分 1~2 次趁热空腹服用。

【主治】青少年近视。

羊肝粥

【原料】羊肝 1 具，葱籽 20 克，粳米 100 克。

【制法】羊肝洗净，去筋膜，切碎，葱籽炒后研末，共放入砂锅中煎煮取汁，与粳米煮粥食用。

【功效】温补肝肾，明目。

【主治】肝阴气虚型近视。

胡萝卜羊肝粥

【原料】羊肝 300 克，胡萝卜 30 克，大米 30 克，食盐适量。

【制法】将羊肝洗净，切细；胡萝卜切成碎丁；大米淘洗干净。上物一同放入锅中，加适量水煮粥，待熟后调入食盐即可。

【主治】肝血不足所致的近视、视疲劳、夜盲、老人目昏等症。

鸡肝粥

【原料】鸡肝 100 克，粳米 100 克，菠菜 50 克，葱白 2 根，精盐、胡椒粉各适量。

【制法】将鸡肝、粳米洗净后,放入锅中,加水煮熟软;再加入洗净的菠菜段、葱段、精盐及胡椒粉调和,煮沸即可。

【功效】明目养肝。

枸杞子粥

【原料】枸杞子20克,粳米50克,白糖适量。

【制法】将枸杞子与粳米洗净后,同白糖一起放入砂锅中,加水500克,先用大火烧开后,改用小火熬煮成粥。

【用法】每日早、晚温服,可长期服用。

【功效】补肾,养阴,明目。

【主治】肝肾阴虚型近视、夜盲等症。

【注意】有外感邪热和脾虚湿盛时不宜服用。

枸杞菊花粥

【原料】枸杞子15克,白菊花4克,糯米150克。

【制法】将枸杞子、白菊花切碎,与糯米一同加水,放置30分钟后,用文火煮成粥。

【用法】早晚分食。

【功效】养阴清热,补肝明目。

【主治】肝肾不足型近视。

杞子地黄粥

【原料】地黄50克,枸杞子15克,粳米100克。

【制法】将地黄用水浸泡1小时,煎煮2次,去渣留汁,合并

2次的药液,加入枸杞子、粳米,用文火熬成粥,待温时食用。

【用法】每日1次,连服10天。

【主治】肝肾两虚型近视。

萸肉枸杞粥

【原料】山萸肉、枸杞子各15克,糯米50克,红糖适量。

【制法】将前3味同入锅中,加水适量,用文火煮至粥稠。食前调入红糖。

【用法】每日晨起空腹温热服用。

【功效】补肾养肝。

【主治】肝肾两亏、精血不足型近视。

黑米黑豆粥

【原料】黑米、黑豆各50克,羊肝50克,植物油、酱油、姜丝、精盐各适量。

【制法】将黑米、黑豆淘洗干净,加清水800毫升,慢火熬成粥。再将羊肝洗净切碎,加入植物油、酱油、姜丝、精盐等,爆炒至熟,分1~2次佐粥食。

【用法】喝粥,食羊肝。

【主治】青少年近视。

山药杞子瘦肉粥

【原料】山药30克,枸杞子15克,瘦猪肉100克,鸡内金10克,芡实米30克,食盐少许。

【制法】将瘦猪肉洗净切碎,山药切成碎丁,芡实米、枸杞子、鸡内金洗净，一同放入砂锅中，加水煲至烂熟，调入少许食盐即可。

【主治】慢性虚性眼病、近视、小儿弱视等。

首乌芝麻粥

【原料】何首乌6克，芝麻10克，粳米80克。

【制法】将何首乌洗净、切片，用纱布包好，放入锅中，加水500毫升左右，浸泡片刻，煮沸。待药汁呈棕黄色，药味煎出时，放入粳米、芝麻，以小火熬成粥，去掉药袋即可。

【功效】养血滋阴。

【主治】肝肾两亏、精血不足型近视。

石决明粥

【原料】石决明15克（或珍珠母30克），山药30克，粳米100克。

【制法】将石决明放入锅中，加水煎半小时，取汁；药渣加水再煎取汁，合并2次药液备用；山药洗净去皮，切成小块，与粳米一起用药汁煮粥，待温食用。

【用法】每日1次，连服10~15天。

【功效】补脾益肾，生精明目。

【主治】肝肾亏虚型近视。

苦瓜粥

【原料】苦瓜100克，冰糖20克，粳米100克。

【制法】将苦瓜洗净，去瓤，切成块；粳米淘洗干净，与苦

第六章 调治近视的食疗方法

瓜块一同放入锅中,加适量清水;用武火烧开后,放入冰糖、精盐,改用文火熬煮成粥。

【功效】清暑解毒,清心明目。

核桃莲子粥

【原料】核桃仁、莲子仁各 30 克,黑豆、怀山药各 15 克。

【制法】将上述 4 味晒干后,研成细粉,每次按需要量取药粉煮成粥。

【功效】补肾健脾。

【主治】用于近视的防治。

豆仁粳米八宝粥

【原料】赤豆、扁豆、花生仁、米仁、龙眼肉、莲子肉、红枣各 30 克,粳米 500 克。

【制法】将上述各味洗净,放入锅中,加适量清水同煮成粥,拌入适量白糖。

【用法】分次温食。

【功效】健脾补气,养血明目。

【主治】近视、不耐久视等。

熟地粥

【原料】熟地黄 30 克,粳米 50 克。

【制法】先将熟地黄洗净、切片,用纱布包好,放入锅中,加水 500 毫升左右,浸泡片刻,煮沸。待药汁呈棕黄色,药味煎出时,放入粳米,以小火熬成粥,去掉药袋即可。

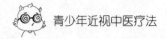

【功效】养血滋阴。

【主治】肝肾两亏、精血不足型近视。

党参粥

【原料】党参20克,粳米100克。

【制法】先将党参洗净,放入锅中,加水煎煮2次,去渣留汁,加入粳米熬粥。

【用法】每日1~2次,连服3~4周。

党参桂圆粥

【原料】党参30克,龙眼肉15克,粳米150克。

【制法】党参洗净,加水煎煮取汁,放龙眼肉、粳米煮粥。

【用法】分2次食用。

【功效】补气养血,养胃和中。

【主治】气血不足型近视。

菟丝子粥

【原料】菟丝子30克,粳米60克,白糖适量。

【制法】将菟丝子洗净,捣碎,加水煎煮取汁,再用药汁熬米粥,食用时加入白糖。

【用法】每日1剂,分2次食用。

【功效】补肾益精,养肝明目。

【主治】肝肾不足所致的近视。

黑木耳汤

【原料】黑木耳15克,大枣15枚,冰糖10克。

第六章　调治近视的食疗方法

【制法】将黑木耳、大枣用温水泡发，洗净，放入小碗中，加入水和冰糖，放入锅中，隔水蒸约1小时左右即可。

【用法】每日2次服食。

【功效】健脾补肾。

【主治】精血不足、肝肾两亏型近视。

茉莉花银杞汤

【原料】茉莉花50朵，水发银耳15克，鸡肝100克，枸杞子5克，料酒、生姜汁、盐、味精、湿芡粉、鲜汤各适量。

【制法】将鸡肝洗净，切成薄片，放入碗内，加湿芡粉、料酒、生姜汁、盐拌匀。银耳洗净，撕成小朵，用清水浸泡。茉莉花摘去花蒂，洗净，枸杞子洗净。锅烧热，放入鲜汤、料酒、生姜汁、盐、味精、银耳、鸡肝、枸杞子，烧沸后撇去浮沫，待鸡肝煮熟后盛入碗内，撒入茉莉花即成。

【功效】补益肝肾，明目养颜。

【主治】近视、远视、白内障、皮肤干燥等症。

胡萝卜菠菜汤

【原料】胡萝卜200克，菠菜100克，味精、精盐、麻油各适量。

【制法】将胡萝卜、菠菜洗净，切好，放入锅中，加水300毫升，同煮至熟，放入味精、精盐、麻油，调匀。

【用法】每日1剂，连服7~10天。

【主治】青少年近视，肝虚目暗、夜盲等。

沙梨瘦肉汤

【原料】瘦肉100克,苹果2个,沙梨2个,蜜枣4枚,精盐少许,薄荷叶5克。

【制法】先将苹果、沙梨洗净,连皮切成4块,去心核;再将瘦肉放入沸水中,在微波炉中高火加热3分钟;取出过冷后,再加入适量清水,放入微波炉中高火加热6分钟至沸;放入苹果、沙梨、蜜枣,用中火加热30分钟,加入薄荷叶、盐,调匀即可。

【功效】养阴生津。

【主治】肝肾两亏型近视。

猪眼桂圆汤

【原料】猪眼(或牛、羊、鸟眼)1对,桂圆肉、枸杞子各15克。

【制法】将猪眼洗净,与桂圆肉、枸杞子加水适量,放入碗中,隔水炖熟,调味。

【用法】饮汤吃猪眼和桂圆肉、枸杞子。

【功效】滋阴明目。

【主治】防治近视。

桑叶猪肝汤

【原料】桑叶5克,猪肝100克,盐适量。

【制法】将桑叶洗净,备用。猪肝洗净,切成薄片,放入砂锅内,加适量清水,用武火烧开后,放入桑叶,煮15分钟后,调入适量盐即成。

第六章 调治近视的食疗方法

【功效】清肝明目,增强视力。

【主治】近视、远视、结膜炎、白内障等症。

葱白猪肝鸡蛋汤

【原料】猪肝150克,鸡蛋2枚,葱白少许,食盐适量。

【制法】将猪肝加水煮汤,加入鸡蛋、葱白、食盐调味即可。

【用法】食猪肝饮汤。

【功效】补虚,养血,明目。

【主治】肝血虚型近视。

归芪牛肉汤

【原料】当归30克,黄芪100克,牛肉1000克,调料适量。

【制法】将当归、黄芪洗净,一同装入纱布袋内,扎紧;牛肉洗净,切好,与药袋、调料一同放入炖锅中,炖至烂熟为止。

【用法】每次食用1小碗肉汤,连服3~4周。

【功效】补益气血,强筋健骨。

【主治】气血不足型近视。

鸡肝杞精汤

【原料】枸杞、黄精各15克,鸡肝2具,姜丝、精盐、味精、麻油各适量。

【制法】将枸杞、黄精洗净,沥干,放于砂锅中,加入清水400毫升,煮40分钟后去渣留汁。再将鸡肝洗净,切片,与姜丝一同放入药汁中,煮至熟,加入精盐、味精、麻油即可。

【用法】分1~2次趁热食肝喝汤。

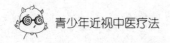

【主治】肝肾亏虚所致的青少年近视、头晕等症。

枸杞鲫鱼汤

【原料】鲫鱼1尾（约2000克），枸杞子10克。

【制法】将鲫鱼洗净去内脏，与枸杞子一同放入锅中煮汤。

【用法】吃肉饮汤。

【主治】近视、视物模糊等。

牡蛎蘑菇紫菜汤

【原料】鲜牡蛎肉250克，蘑菇200克，紫菜30克，生姜、麻油、盐、味精各适量。

【制法】先将蘑菇、生姜放入锅中，加水煮沸15分钟，再放入牡蛎、紫菜，略煮，加入佐料即可。

【功效】滋肾养肝，补血明目。

【主治】近视、视物昏花、头昏目眩等症。

黄芪白果蒸鸡

【原料】母鸡1只，黄芪30克，白果6克，葱10克，生姜5克，盐3克，胡椒粉3克，味精2克，料酒20毫升，鲜汤适量。

【制法】将鸡宰杀，去毛及内脏，洗净后在沸水锅中焯去血水，取出用凉水冲凉备用。将黄芪、白果洗净，用温水浸泡半小时，塞入鸡腹内，然后将鸡放入盘中，加入鲜汤适量，放入葱段、生姜片、胡椒粉、料酒，加盖，上笼用武火蒸30分钟。出笼后拣出黄芪、葱段、生姜片，调入味精即成。

【功效】益气固表，乌发，明目。

第六章 调治近视的食疗方法

【主治】近视、远视、须发早白等症。

龙眼杞枣蒸仔鸡

【原料】童仔鸡1只，龙眼肉、枸杞子、红枣各30克。

【制法】童仔鸡去毛及内脏，洗净，将龙眼肉、枸杞子、红枣放入鸡腹腔中，上笼蒸熟，调味。

【用法】作菜肴食用。

【功效】养血健脾，益肝明目。

【主治】近视、视疲劳症，伴头昏心悸、失眠神倦。

鸡肝炒木耳

【原料】鸡肝150克，黑木耳20克，食用油、姜丝、黄酒、精盐、味精各适量。

【制法】将黑木耳用温水泡发，洗净切丝；鸡肝洗净，切片。锅置火上，加入食用油，烧热后放入姜丝爆香，再放入鸡肝片，炒匀，将黑木耳丝放入，加黄酒、精盐，反复炒5分钟，加水少许，盖上锅盖，稍焖片刻，加入味精调匀即可。

【用法】单食或佐餐食用，连服7~10天。

【主治】青少年近视、贫血等症。

楮菟汁炒肉片

【原料】楮实子、菟丝子各25克，鲜黄花菜50克，猪肉100克，调料适量。

【制法】将楮实子、菟丝子洗净，加水煎煮，取浓汁备用；猪肉洗净、切片，用植物油炒至发白，放入药汁及盐、醋、白糖等，炒至肉熟时放黄花菜炒熟即可。

【功效】滋补肝肾，益精明目。

【主治】肝肾亏虚型近视。

女贞子炖肉

【原料】女贞子100克，猪肉500克，调料适量。

【制法】将猪肉切成小块，女贞子洗净，用纱布袋装好，一同放入锅中，加入调料，炖至肉烂。

【用法】每日食用50~100克，连服10~15天。

【功效】补肾明目。

【主治】肝肾亏虚型近视。

枸杞叶炒猪心

【原料】鲜枸杞叶50克，猪心1具，花生油适量，食盐少许。

【制法】将花生油烧热后，加入切片的猪心与枸杞叶，炒熟，加入食盐调味即可食用。

【功效】补肝益精，益心安神，清热明目。

【主治】阴虚内热型近视。

烧猪腰

【原料】枸杞子30克，猪腰1对。

【制法】将猪腰去腰臊，切成薄片，同枸杞炒熟食用。

【功效】养血明目。

玄参炖猪肝

【原料】玄参15克，猪肝500克，葱花5克，生姜末5克，

第六章 调治近视的食疗方法

盐3克,料酒20毫升、素油、芡粉、白糖各适量。

【制法】将玄参洗净,装入纱布袋内;猪肝洗净,与药袋一同放入砂锅内;加清水适量,用文火炖至猪肝熟时捞出,切成薄片备用。用煮猪肝的玄参水加酱油、白糖、盐、料酒、湿芡粉调成芡汁。炒锅放油,烧热,下入葱花、生姜末,煸香,放入猪肝片,倒入芡汁,炒匀,汁稠时即可。

【功效】益肾养肝,明目,乌发。

【主治】近视、远视、白内障、须发早白等症。

蒸羊肝

【原料】羊肝1具,谷精草20克。

【制法】将羊肝剖开切片,装入洗净的谷精草,用线捆缚,蒸熟食用。

【功效】清肝明目,疏风清热。

【主治】视力减退、小儿近视、远视、干眼症等。

【注意】阴虚血亏者不宜食用。

当归羊肝

【原料】当归10克,羊肝100克,葱10克,生姜5克,蒜茸5克,料酒20毫升,酱油20毫升,盐3克,麻油3毫升,味精2克。

【制法】将当归洗净,用温水浸软,切成片后装入纱布袋内;葱切段、生姜切片;羊肝洗净放入砂锅内,加适量清水,放入药袋、葱段、生姜片、料酒、盐,用武火烧开,撇去浮沫,改用文火煮至羊肝熟透,捞出,切成薄片,装盘。将酱油、味精、蒜茸、麻油调成汁,淋入羊肝片中即成。

【功效】益肝养肝,明目增视,润泽头发。

【主治】近视、远视、白内障、青光眼、须发早白等症。

枸杞煲牛筋

【原料】枸杞子25克,水发牛筋500克,盐4克,白糖5克,料酒10毫升,味精2克,胡椒粉2克,芡粉5克,鲜汤300毫升,麻油10毫升,生姜3克,葱5克,素油100毫升。

【制法】将炒锅加水烧沸,放入牛筋,滚煮片刻,取出洗净,切成5厘米长的条。枸杞子用清水洗净,姜切片,葱切段。炒锅放素油烧至6成热,下葱段、生姜片,爆出香味,放入牛筋,过油后倒入漏勺沥油。锅内先加入鲜汤、盐、料酒、白糖、胡椒粉,再放入滑过油的牛筋及枸杞子,加盖,用小火焖至牛筋软烂、卤汁浓稠时,加味精,淋入麻油即成。

【功效】补肾益精,养肝明目,强筋健骨。

【主治】近视、远视、白内障、青光眼等症。

枸杞炒虾仁

【原料】鲜虾仁500克,枸杞子30克,葱花、生姜片、盐、料酒、鲜汤各适量。

【制法】将虾仁上浆划油,另起锅烹入葱花、生姜末,倒入虾仁、枸杞子,加盐、料酒、鲜汤,调好口味,颠翻均匀即可。

【功效】滋补肝肾,益精明目。

【主治】近视、远视、白内障、青光眼等症。

第六章 调治近视的食疗方法

明目海鲜

【原料】海参（水发）50克，鲍鱼丝（水发）20克，鲜蚬肉、鲜蚌肉各50克，干贝（水发）20克，熟海螺肉50克，枸杞子50克，整鲍鱼贝壳1个，鸡汤、味精、黄酒、笋片各适量。

【制法】将原料放入砂锅中，加入鸡汤，以小火煨炖至九成熟，加入调料及笋片，炖熟即可。

【用法】每日晚餐作菜食用。

【功效】补肝肾，壮精血，明目。

【主治】肝肾亏虚引起的近视、弱视、视物模糊等症。

菟丝子炒蛋

【原料】菟丝子10克，鸡蛋1个，素油30毫升，盐2克。

【制法】将菟丝子研成细末，鸡蛋打入碗内，放入菟丝子末、盐，拌匀。炒锅放油烧至7成热，倒入调匀的菟丝子蛋糊，文火煎至金黄色即可。

【功效】补肝益肾，美发，明目。

【主治】近视、远视、白内障、须发早白等症。

【注意】阴虚火旺、大便燥结、尿短赤者不宜食用。

核桃枣杞鸡蛋羹

【原料】核桃仁300克，红枣（去核）200克，枸杞子150克，鲜猪肝200克。

【制法】将上料切碎，放入瓷盆中，加少许水，隔水炖半小时，凉后放冰箱内备用。

【用法】每日取 2~3 匙，打入 2 个鸡蛋，加糖适量蒸为羹食用。

【功效】益肾补肝，养血明目。

【主治】近视、视力减退。

凉拌莴苣叶

【原料】莴苣叶 200 克，黑芝麻 20 克，香油、食盐、味精适量。

【制法】将莴苣叶洗净，入沸水中烫数分钟后捞出，晾凉，切丝，装盘备用。将黑芝麻洗净、晾干、炒熟、研碎，撒在莴苣叶上，加适量盐、味精、香油，拌匀，佐餐食用。

【功效】明目。

【主治】近视。

【注意】四肢发凉、便溏者忌食。

黄精焖黑豆

【原料】黄精、黑豆各 100 克，精盐、味精各适量。

【制法】将黄精、黑豆洗净，加水 500 毫升，先以大火烧开，撇去浮沫，再改用小火焖至酥烂汁浓稠，放入精盐、味精拌匀，晒干。

【用法】每次嚼食豆 10~15 克，每日 2~3 次。

【主治】青少年近视、气血亏虚、须发早白等。

桂圆护目羹

【原料】桂圆肉 15 克，枸杞子 15 克，山萸肉 15 克，猪（或牛、羊）眼睛1对，调味品适量。

【制法】猪眼洗净，与上述各药同放入碗中，加适量水隔火炖，调味后服。

【用法】佐餐食，每日1剂，连服5日。

【功效】补眼目，增强视力。

【主治】防治近视。

芝麻核桃乳蜜饮

【原料】黑芝麻、核桃肉各适量。

【制法】将黑芝麻炒香研末，核桃肉微炒捣烂，分贮瓶内。

【用法】每日各取1匙，冲入牛奶中，并加入蜂蜜1匙调服。

【功效】滋补肝肾，明目润燥。

【主治】近视、眼干涩。

人参核桃蜜

【原料】人参50克，核桃仁50克，蜂蜜300克。

【制法】将人参浸润切碎，核桃仁炒香、剁碎，一起放入砂锅中，加水适量，先用大火煮沸，改用小火熬煮至汤汁浓稠，加入蜂蜜搅拌均匀，继续熬煮成蜜膏。

【用法】早、晚空腹服，每次服用10克，温开水送下。

【功效】补元阳，乌须发，明目。

牛奶鸡蛋饮

【原料】鸡蛋1个，牛奶1杯，蜂蜜1匙。

【制法】将鸡蛋打碎，冲入加热的牛奶中，用小火煮沸，鸡蛋熟后待温，加蜂蜜即可。

【主治】近视。

第三节 调治近视的药茶方

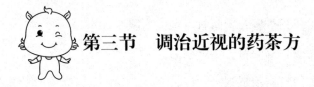

药茶是将含有茶叶或不含茶叶的药物，加沸水浸泡或煎煮后代茶饮用的一种制剂。有近视倾向及长期近距离用眼的人，不妨选择一款适合自己的药茶方，长期坚持饮用，对防止近视有较好的效果。患有近视的人也可以用药茶进行自我保健，以延缓近视的发展。

下面是一些用于防治近视的药茶方。

杞菊茶

【原料】枸杞子10克，白菊花10克，绿茶3克。

【用法】将上药用沸水冲泡10～15分钟，代茶频饮，每日1剂。

【功效】疏风明目，养肝滋肾。

【主治】青少年近视、视力衰退、目眩、夜盲等症。

沙苑子茶

【原料】沙苑子10克。

【用法】将沙苑子研为粗末，用开水冲泡，代茶饮。

【功效】补肾固精，养肝明目。

第六章 调治近视的食疗方法

【主治】肝肾两亏型近视。

枸杞茶

【原料】枸杞20克。

【用法】将枸杞用沸水冲泡,代茶饮。

【功效】补肾益精,养肝明目。

【主治】视力减退、夜盲等。

菟丝子茶

【原料】菟丝子10克,红糖适量。

【用法】将菟丝子研成粗末,用开水冲泡,加入红糖,代茶饮。

【功效】益精补血,滋阴明目。

【主治】精血亏虚型近视。

杞子茶

【原料】红茶3克,枸杞12克。

【用法】将红茶与枸杞放入杯中,用沸水冲泡,代茶饮。

【功效】补肝肾,明眼目。

明目药茶

【原料】枸杞子15克,菊花8克。

【用法】上2味开水冲泡,代茶饮。

【功效】滋阴补肾,养肝明目。

【主治】肝肾两亏型近视、夜盲等。

枸杞桑菊明目茶

【原料】枸杞子 12 克，菊花 6 克，霜桑叶 6 克，谷精草 3 克。

【用法】上药用沸水冲泡，加盖焖 10 分钟，代茶饮，每日 1 剂。

【功效】补益肝肾，明目。

【主治】肝肾不足所致的视力减退、眼干、头晕、耳鸣等症。

地黄茶

【原料】干地黄 15 克。

【用法】将干地黄研为粗末，用开水冲泡，代茶饮用。

【功效】滋阴明目。

【主治】肝肾两亏、精血亏虚型近视。

菊花龙井茶

【原料】龙井茶 4 克，菊花 12 克，冰糖适量。

【用法】将龙井茶与菊花放入杯中，加沸水冲泡，放入冰糖，调匀即可饮用。

【功效】明目。

密蒙花茶

【原料】沙苑蒺藜 15 克，密蒙花 10 克，绿茶 3 克。

【用法】将上药用沸水冲泡，取汁，代茶饮用。

【功效】滋养肝肾，清肝明目。

【主治】预防近视、视力减弱、夜盲症等。

菊杞桑椹茶

【原料】白菊花 10 克，桑椹、枸杞子各 15 克。

第六章 调治近视的食疗方法

【用法】上 3 味加水煎汤，代茶饮用。

【主治】肝肾阴虚、虚火上炎引起的目视不明等症。

三子养目茶

【原料】菟丝子、枸杞子、楮实子各 5 克，绿茶 3 克。

【用法】将菟丝子、枸杞子、楮实子研成粗末，与绿茶一同放入杯中，用沸水冲泡，加盖焖 3~5 分钟即可饮用。

【主治】肝肾不足、精血亏虚所引起的视力下降、眼睛干涩等症。

莲子龙眼茶

【原料】莲子 10 克，龙眼肉 10 克。

【用法】将莲子肉、龙眼肉一同放入茶杯中，用开水冲泡，代茶饮。

【功效】益心脾，补气血。

【主治】气血不足型近视。

女贞子饮

【原料】女贞子 20 克。

【用法】将女贞子洗净，加水煎煮取汁，不拘时饮服。

【功效】滋阴补血，明目。

【主治】精血亏虚型近视。

人参远志饮

【原料】人参 10 克，远志 30 克。

【用法】上 2 味共杵为末，每次取 8 克，沸水冲泡，代茶饮。

连服7~10天。

【功效】补肾益气,养心安神。

【主治】心脾两虚所致的近视。

密蒙花蜜茶

【原料】绿茶1克,密蒙花5克,蜂蜜25克。

【用法】将绿茶及密蒙花加清水350毫升,煮沸5分钟后取汁,加入蜂蜜即可饮用。每日1~2剂,分3次饭后饮。

【功效】清肝明目。

【主治】视力低下。

龙眼磁石饮

【原料】磁石30克,龙眼肉20克。

【用法】先将磁石用水洗去黄锈色,加水煎煮2次,每次半小时,分别取汁,合并药液,放入龙眼肉煮烂,酌量分次饮服,连服10~15天。

【功效】补益心脾,宁心安神。

【主治】心脾两虚所致的近视。

桑椹蜜饮

【原料】桑椹50克,蜜适量。

【用法】将桑椹去杂质洗净,放入砂锅中,加水适量,熬1小时,滤渣取汁,继续煮沸即成。代茶饮,每日1剂。

【功效】补肝益肾,滋补强壮,明目。

桑椹汁

【原料】新鲜桑椹适量。

【用法】将桑椹洗净、绞汁,每次饮服10~15毫升。

【功效】滋阴补肾,补血养肝,明目。

【主治】肝肾两亏型近视。

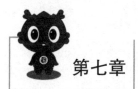

第七章

调治近视的其他中医疗法

第七章 调治近视的其他中医疗法

中医临床中治疗近视的方法多种多样,除了上面介绍的治疗方法以外,还有灸疗、穴位敷贴、拔罐、刺血、刮痧等,下面就这些方法在近视治疗中的应用情况简介如下。

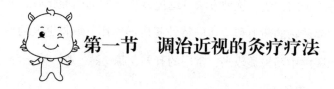

第一节　调治近视的灸疗疗法

灸疗是指用艾绒或其他易燃药物在穴位或患病部位上烧灼、熏熨,借灸火的热力透入肌肤,刺激组织,以调和气血,疏通经络,而达到防治疾病目的的方法。由于灸疗安全可靠,没有毒副作用,操作简单,便于患者在家中进行治疗,所以可作为近视患者的保健方法之一。常用的灸疗方法主要有艾灸、灯火灸、天灸等,其中最常用的是艾灸。

1. 艾灸的方法

艾灸是以艾绒为主要材料,制成艾炷或艾条,点燃后熏熨或温灼穴位,以治疗疾病和保健的一种方法,其中较常用的方法是艾炷灸和艾条灸。

(1) 艾炷灸

艾炷灸是将艾炷直接或间接放在穴位上点燃后施灸的方法,又分为直接灸和间接灸两种。

①直接灸是把艾炷直接放在穴位上施灸的方法。具体方法是:先在皮肤上涂少许凡士林或大蒜汁,上面放置艾炷,点燃施灸;

当艾炷即将燃尽局部有灼痛感时，可用双手轻轻拍打穴位周围，以减轻痛感。每燃完一个艾炷称为一壮，一般可灸3~9壮。

②间接灸又称为间隔灸或隔物灸，是指艾炷与皮肤之间隔垫物品进行施灸的方法。这种方法可避免烫伤皮肤而引起化脓，另外可借助间隔药物的药力和艾炷的特性起协同作用，取得更大的治疗效果。间隔的中药种类较多，常用的有姜、蒜、葱、盐、附子等。

（2）艾条灸

艾条灸是用点燃的艾条在体表一定部位进行施灸的方法，可分为悬起灸和实按灸两种。

1）悬起灸是将点燃的艾条悬起，距离皮肤一定距离施灸的灸治方法，可分为温和灸、回旋灸和雀啄灸。

①温和灸：将艾条的一端点燃，在距离施灸部位皮肤约3厘米处进行熏烤。根据患者的热感情况调整合适的距离，当患者感觉温热舒适时，固定不动，连续灸5~15分钟，以局部出现温热潮红为度。

②雀啄灸：将艾条燃着的一端悬置于施灸部位之上，一上一下地活动施灸，像鸟儿啄食一样。施灸时艾火不得接触皮肤，灸至局部出现温热潮红为度。

③回旋灸：将艾条的一端点燃，在距离施灸部位皮肤3厘米左右的距离，往复回旋施灸，使患者有温热感而不致灼痛。灸至局部出现温热潮红为度。

2）实按灸：将艾条（通常用药艾条）的一端点燃，隔几层棉布或绵纸，紧按在穴位上施灸，使热气穿透纸或布达到肌肤深

第七章 调治近视的其他中医疗法

部。如果艾卷炭火熄灭,再重新点燃施灸。根据艾条内所加药物不同,分别称为雷火神针、太乙神针。

艾灸的材料非常简单,通常只需要准备好艾条或艾炷、火柴、酒精棉球就可以了,艾条和艾炷在药店里就可以买到。

2. 艾灸的注意事项

(1) 施灸时,应选择空气流通、温度适宜的环境。

(2) 施灸前应选好穴位,以保证艾灸的效果,并按照施灸要求采取感觉比较舒适并且能坚持较长时间的身体姿势。

(3) 将所选穴位用温水或酒精棉球擦洗干净,灸后注意保持局部皮肤适当温度,防止受凉,影响疗效。因施灸时要暴露部分体表部位,在冬季要保暖,在夏天高温时要防中暑,同时还要注意室内温度的调节和开换气扇,及时换取新鲜空气。

(4) 要掌握施灸的程序,如果灸疗的穴位多且分散,应按先背部后胸腹、先头身后四肢的顺序进行。

(5) 面部穴位(如迎香穴)一般不施灸。

(6) 有些病症必须注意施灸时间,如失眠症要在临睡前施灸,饭前空腹时及饭后不要立即施灸。

(7) 要循序渐进,初次使用灸法,要注意掌握好刺激量,如先用小艾炷,或灸的时间短一些,壮数少一些,以后再加大剂量,不要一开始就大剂量进行。

(8) 施灸时,应注意防止艾炷翻倒或艾火脱落而引起的烫伤。如有起泡时,可用酒精消毒后,用毫针将水泡挑破,再涂上

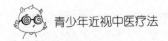

紫药水即可。

(9) 施灸时一定要注意防止落火，尤其是用艾炷灸时更要小心，防止烧坏衣服、被褥等物。用艾条灸后，可将艾条点燃的一头塞入直径比艾条略大的瓶内，以利于熄灭。

(10) 施灸时，患者突然出现头晕、眼花、恶心、心慌、出汗、面色苍白、脉细手冷、血压下降，甚至晕倒等症状，就是"晕灸"。一旦出现晕灸时，应立即停止灸治，让病人平卧于空气流通处，急灸两侧足三里3~5壮，即可恢复，必要时可采取吸氧、输液等方法治疗。

(11) 偶有灸后身体不适，如身热感、头昏、烦躁等，可令患者适当活动身体，饮少量温开水，或针刺合谷、后溪等穴位，可使症状迅速缓解。

3. 艾灸的禁忌证

(1) 凡暴露在外面的人体部位，如颜面部、眼睛、脖子、双手、耳朵等，不应采用直接灸法施灸，以防形成瘢痕，影响美观。

(2) 皮薄、肌少、筋肉结聚处，如妊娠期妇女的腰骶部、下腹部，男女的乳头、阴部、睾丸等部位不要施灸。另外，关节部位不要直接灸，大血管走行处、心脏部位不要灸。

(3) 极度疲劳、过饥、过饱、酒醉、大汗淋漓、情绪不稳者忌灸，月经期女性除了治疗妇科疾病一般不宜施灸。

(4) 某些传染病、高热、昏迷、抽风期间，或身体极度衰竭，形瘦骨立等忌灸。高热、高血压危象，肺结核晚期，大量咯

第七章 调治近视的其他中医疗法

血、呕血、严重贫血,器质性心脏病伴心功能不全,急性传染性疾病,皮肤痈疽疖并伴有发热者,均不宜使用艾灸疗法。

(5) 无自制能力的人,如精神病患者等忌灸。

4. 调治近视的灸疗方法

方法一

【取穴】风池、攒竹、丝竹空、翳明、阳白、臂臑、光明、太冲、肝俞穴。

【灸法】采用艾条温和灸法,每穴灸 2~3 分钟,每日或隔日 1 次。

方法二

【取穴】太阳、阳白、足三里、光明、肝俞、肾俞穴。

【灸法】采用艾条温和灸法,每穴灸 5~10 分钟,隔日 1 次,10 次为 1 个疗程。

方法三

【主穴】阳白、翳风、光明穴。

【配穴】脾胃虚者加足三里、合谷穴;肝肾虚者加肝俞、肾俞穴。

【灸法】采用艾条悬灸法,每穴灸 5~10 分钟。

方法四

【取穴】①中脘、足三里、神阙穴;②期门、太冲、神阙穴;③肝俞、命门、神阙穴;④合谷、风池、神阙穴;⑤颈 4 椎旁、光明、神阙穴;⑥膈俞、脾俞、神阙穴;⑦肾俞、照海、神阙穴。

【灸法】用艾条温和灸或艾绒温筒灸，采用循环温灸法，每天取1组穴位施灸，7组穴位依次循环温灸至痊愈。①组穴位每次每穴灸25~30分钟；②组穴位中，期门、太冲穴每次各灸25分钟，神阙穴灸30分钟；③组穴位中，肝俞穴每次灸25分钟，命门、神阙穴各灸30分钟；④组穴位中，合谷、风池穴每次每穴灸25分钟，神阙穴灸30分钟；⑤组穴位中，颈4椎旁、光明穴每次每穴灸25分钟，神阙穴灸30分钟；⑥组穴位中，膈俞穴每次灸25分钟，脾俞、神阙穴各灸30分钟；⑦组穴位中，照海穴每次灸25分钟，肾俞、神阙穴各灸治30分钟。

方法五

【主穴】睛明、承泣、瞳子髎、攒竹、四白、印堂穴。

【配穴】肝俞、肾俞。

【灸法】每次主配穴均取。采用艾条悬灸法，点燃纯艾条顶端，先对眼部主穴作温和灸，各穴灸约2分钟；手执艾条在距穴6~7厘米处固定不动，随时吹掉艾灰，保持燃端红火，灸至皮肤微红，感觉发热为度。再以顺时针方向，围绕眼睛慢慢旋转，作回旋灸，每圈约1分钟，灸3圈。最后灸配穴，每穴灸2分钟。每次总计灸20分钟为宜，每日1次，10次为1个疗程。若视力无变化，可行第2个疗程；视力提高后，改为1周巩固治疗1次；连续4次后，改为每月1次，逐渐停止。

方法六

【取穴】合谷、风池、神阙穴。

第七章 调治近视的其他中医疗法

【灸法】采用艾炷隔姜灸法,用黄豆大或枣核大的艾炷隔姜施灸,每次每穴灸5~7壮,每日1次,10次为1个疗程,疗程间隔1天。

方法七

【取穴】颈4椎旁、光明、神阙穴。

【灸法】采用艾炷隔姜灸法,取如黄豆或枣核大的艾炷进行隔姜灸,每穴每次灸5~7壮,每日1次,10次为1个疗程,疗程间隔1天。

方法八

【取穴】双眼部。

【灸法】采用隔核桃壳灸法,选择个大饱满的新核桃若干,将核桃从中缝切成基本对称的两半,去仁,留完整的1/2大的核桃壳备用。用直径2毫米左右的细铁丝弯成眼镜框架样式,或者直接用金属眼镜架,在镜框前左右外侧各加一铁丝,弯成直角形的钩,高和底长均约2厘米,与镜架固定在一起,供施灸时插艾炷之用。镜框四周用胶布包好以便隔热,以免灼伤眼周皮肤。眼镜框视核桃壳大小可调整。治疗时,取1.5~2厘米长的纯艾条2段,分别插入镜框前铁丝上,再取2个完整的半个核桃壳,镶入镜框上,要求扣在眼上不漏气。先从内侧点燃艾条,将镜架戴到双眼上,务必让核桃壳扣在病眼上,艾段燃尽后,再插1段。每次可根据病情灸1~3壮,隔日1次或每周3次,10次为1个疗程,疗程间隔3~5日。

方法九

【取穴】眼区、太溪、风池、太冲穴。

【灸法】眼区采用隔核桃壳灸法，灸3~9壮；其他穴位采用艾条温和灸法，每穴灸5~10分钟。

方法十

【取穴】眼区、足三里、脾俞、血海、三阴交、气海、内关、膈俞穴。

【灸法】眼区采用隔核桃壳灸法，灸3~9壮；其他穴位采用艾炷非化脓灸法，足三里穴灸3~9壮，脾俞穴灸3~7壮，血海、三阴交、气海、内关穴灸3~5壮，膈俞穴灸1~3壮。

方法十一

【取穴】眼区。

【灸法】采用隔核桃壳灸法，取菊花、石决明各30克，与完好的半个核桃壳一同加水浸泡2日。将浸泡好的核桃壳放置在眼镜架上，点燃艾条，距核桃皮1寸处施灸。每次灸20分钟，每日1次，2周为1个疗程。

第二节　调治近视的穴位贴敷疗法

穴位敷贴疗法是在辨证论治的基础上，将药物敷贴在体表的穴位上，用以治疗疾病的一种方法。

第七章 调治近视的其他中医疗法

1. 穴位敷贴较常用的剂型

穴位贴敷的常用剂型有散剂、膏剂、糊剂、丸剂、生药剂等。

（1）散剂

散剂是将一种或多种药物粉碎成细粉，混合均匀而成的干燥粉末，特点是与体表接触面积大，易于吸收，作用快。使用时，取适量制好的药粉，用水、酒或醋调和，涂在 4~8 平方厘米大小的胶布或纱布上，贴在所选的穴位上，定期换药。

（2）膏剂

穴位敷贴所用的膏剂有硬膏和软膏两种。

①硬膏在常温下为固体或半固体。制作方法是将所需的药物用植物油炸枯后去滓，将所得药油继续熬至滴水成珠时加入红丹或铅粉，收成固体膏剂，摊在纸或布上即成。使用时用火微烤，使膏药微熔，摊贴在穴位上。

②软膏是用植物油、蜂蜡、醋或酒等作为基质，用以提取药物中的有效成分，制成流体的膏状物。使用时将软膏直接摊贴在穴位上，定时换药。

（3）糊剂

糊剂是将药物研磨成细末后，用醋、水、酒、鸡蛋清等赋形黏合剂把药粉调和成糊状即成。本剂型可以增强敷贴的黏着力，并使药效缓慢释放。糊剂制作比较方便，但不能放置过久。

（4）丸剂

丸剂是将药物粉碎成细末，加适当的黏糊剂制成，便于使用。

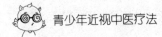

本剂型体积较小,药量不大,适合于一般体穴及小儿使用。

(5) 生药剂

生药剂是将新鲜的生药洗净捣烂,或切成片,直接敷贴在穴位上。这种方法在民间使用较多。

穴位敷贴疗法安全、无痛苦、方法简单、使用方便,可作为近视患者的自我保健方法之一。

2. 穴位敷贴疗法的注意事项

(1) 进行穴位敷贴时室内应保持一定的温度,避免受凉。

(2) 贴药前先将所选定的穴位局部洗净、消毒。

(3) 将药物敷贴在穴位上后,要固定好,以免药物脱落,起不到治疗作用。

(4) 在用穴位敷贴疗法时,一般一个穴位不可以连续贴药10次以上,以免刺激过久,损伤皮肤。

(5) 敷药后如果局部皮肤出现瘙痒、发红、小水泡等,应停止使用。

3. 穴位敷贴疗法的禁忌证

(1) 久病体弱者、有严重的心脏病及肝脏病者,敷药量不要太大,敷药时间不可过久。

(2) 皮肤过敏者不宜使用穴位敷贴疗法。

(3) 凡局部穴区有感染或破损者,不宜进行敷贴。

4. 调治近视的穴位敷贴方法

方法一

【取穴】太阳穴。

第七章 调治近视的其他中医疗法

【处方】生地黄 120 克,天冬、菊花各 60 克,枳壳 90 克。

【用法】将上药共研为细末,以白蜂蜜调和成软膏状,备用。每次取药膏适量,贴敷于双侧太阳穴上,并以纱布覆盖,胶布固定。晚上敷药,次晨取下,每日 1 次。

【功效】凉血解毒,理气明目。

【主治】近视。

方法二

【取穴】眼部。

【处方】枸杞子 50 克,羊肝 300 克。

【用法】将羊肝洗净切片,待用。枸杞子洗净,放入砂锅中,加清水适量,用大火煮沸后,改用小火煮 30 分钟,放入羊肝,煮熟。取适量枸杞子与汤汁倒入碗中,捣成泥,滤渣取浓汁,每晚临睡前用棉签蘸取药汁敷眼部的皮肤,戴上眼围罩,第二天早晨用清水洗去。锅里剩下的羊肝与枸杞子可加盐调味,佐餐食用。

【主治】近视伴有眼干涩、头晕目眩、手脚心热者,可恢复视力,并能消除黑眼圈、眼袋。

方法三

【取穴】眉上 1 横指至鼻上 1 横指、两边至太阳穴区域。

【处方】鲜生姜(去皮)0.6 克,白矾面 6 克,黄连面、冰片各 0.6 克。

【用法】将上药共研成泥膏状,备用。患者取仰卧位,用 1 寸长、半寸宽的 2 层纱布条将眼盖好,然后在眉上 1 横指往下、鼻

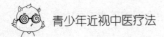

上1横指往上、两边至太阳穴区域内将药膏敷上,眼区可稍厚一些。敷后静卧,待药膏自然干裂时为止,每日1次。

【功效】清热明目。

【主治】近视。

第三节　调治近视的拔罐疗法

拔罐疗法是我国传统中医疗法,古时候称为"角法",民间俗称为"拔火罐""拔管子"或"吸筒",是利用燃烧、加热、抽气等方法排除罐内的空气,形成负压,使其吸附在皮肤上,用来治疗疾病的方法。由于这种方法操作简便、经济实惠、安全无痛苦、疗效显著,所以不仅临床上使用较多,在民间也广泛应用。

现在常用的罐具主要是玻璃罐、竹罐、抽气罐等。在家庭中进行治疗时,如果没有准备好罐具,可以临时以罐头瓶、茶杯、酒杯等代替,但要注意选择罐口光滑圆整、耐热性好的器皿,以免造成伤害。

1. 拔罐常用的操作方法

(1) 闪火法

这是临床上最常用的一种拔罐方法,一只手用镊子或止血钳夹着酒精棉球,另一只手握住罐体,罐口朝下,将酒精棉球点燃后,迅速伸入罐内至罐体底部并马上抽出,然后迅速将罐体扣在

第七章 调治近视的其他中医疗法

所选定的部位，罐体便可吸附在皮肤上。操作时注意不要烧到罐口，以免罐口过热而烫伤皮肤。本法简便、安全，不易造成皮肤烫伤，适用于各种部位和体位拔罐。

（2）投火法

这是民间常用的一种拔罐方法，将酒精棉球或纸片点燃后投入罐内，然后迅速将火罐扣在选定的部位。本法在操作时应使罐体横置于身体的侧面，以免棉球或纸片掉落在皮肤上造成烫伤。如果采用平卧位，可以选择稍硬的纸片，卷成纸卷或折成条状，点燃一端，投入罐内，使燃烧的一端朝向罐底，未燃的一端对着罐口，然后迅速将罐扣在选定的部位上。注意拔罐时罐内燃烧后剩余的纸卷（或纸条）的长度应大于罐口的直径，以免烫伤皮肤。本法操作简便、安全，但不适合走罐等手法。

（3）滴酒法

将酒精或白酒滴入罐内，可根据罐体的大小决定滴入酒精或白酒的数量，千万不要滴得过多，以免拔罐时流出，烫伤皮肤。将酒精滴在罐的底部然后转动罐体，使酒精均匀地沾湿罐底内壁，不要沾到罐口上，用火点燃，迅速将罐扣在选定的部位。

（4）架火法

用不易燃烧及传热、直径小于罐口的物体，如瓶盖、小酒盅等，放在选定的拔罐部位，将酒精棉球或95%的酒精数滴放在里面，点燃后迅速将罐体扣在其上。操作时应注意酒精棉球不要过大，酒精不应过多，以免燃烧时滴到皮肤上，扣罐时注意不要将

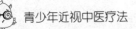

瓶盖或酒盅碰翻，以防烫伤皮肤。本法取材方便，不易烫伤皮肤，但只适用于在固定部位拔罐，不适用于其他手法。

（5）贴棉法

取一小块直径1~2厘米的棉片，不宜过厚，蘸上适量95%的酒精，酒精不要过多，以免燃烧后流到罐口或皮肤上，造成烫伤。将棉片贴在罐内壁的下1/3处，点燃后立即扣在所选定的部位上。操作时手法不要过重，以免酒精棉片脱落而烫伤皮肤。

（6）水煮法

将水加入铝锅或陶瓷锅中煮沸，放入竹罐，煮3~5分钟；用镊子或筷子将罐夹出，把水甩干净，迅速用干毛巾捂住罐口，将水吸干，降低罐口温度，保持罐内热气；迅速将罐扣在选定的部位，稍加按压约半分钟，使之吸牢即可。根据病情也可采用药液煮罐，先将配制好的药物放在布袋内，扎紧袋口，放入锅内，加适量清水，煮成适当的浓度，再把竹罐放入药液中煮一定的时间后，用镊子取出，按上法进行拔罐操作。本法温热作用好，可以根据不同的疾病选用不同的药物，但操作技巧不容易掌握。

（7）抽气法

这是直接抽出罐内空气以形成负压的一种方法，将罐口紧按在选定的部位，然后根据抽气罐的不同类型，用注射器、负压枪、抽气筒或排气囊等将罐内空气抽出，形成负压，使罐吸附在皮肤上。本法使用方便，不用点火，不会引起烫伤，罐内负压的大小可以调节，但无温热感。

第七章 调治近视的其他中医疗法

2. 拔罐的不同手法

（1）留罐法

本法又称为坐罐法，是最常用一种拔罐手法，是将罐体吸拔在选定的部位后，留置一段时间的手法。留罐的时间应根据患者的年龄、拔罐的部位以及火罐的吸力等因素来确定，一般留置10~30分钟。火罐吸力较强时，留罐时间应适当缩短；拔罐部位肌肉较少时，留罐时间应适当缩短，以免因时间过长而损伤皮肤。

（2）闪罐法

本法是将火罐吸拔在选定部位后，立即起下，如此反复操作，至皮肤潮红为止，是一种常用的拔罐手法。这种方法通过对局部皮肤反复地进行吸紧和放松的物理刺激，从而起到改善局部血液循环的作用，适用于治疗局部肌肤麻木、酸痛，肌肉萎缩以及面部拔罐治疗。在使用闪罐法时，由于反复吸拔，需要使用闪火法操作，所以应注意罐体的温度。如果温度过高，可以换另一个火罐继续操作，以免烫伤皮肤。

（3）走罐法

本法又称为推罐法、运罐法、行罐法、滑罐法，是指将罐吸拔在皮肤上并来回移动的一种拔罐手法。先在施术部位皮肤上涂一层凡士林或润滑油，然后将罐吸拔在皮肤上，用手握住罐体，稍倾斜，前面罐口稍向上提起，后面略向下按，根据需要在皮肤上沿不同方向移动，至皮肤潮红或瘀血为止。这种手法一般用于面积较大、肌肉丰厚而平整的部位，如脊背、大腿等。走罐法操

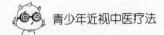

作时应选用玻璃罐或陶瓷罐，罐口要平滑，以免损伤皮肤。走罐速度的快慢应根据病情和患者的体质状况确定，罐内负压不要太大，以免走罐时过于疼痛。

（4）药罐法

本法是拔罐法与中药疗法相结合的一种方法，可以发挥拔罐和药物的综合作用，从而提高拔罐的疗效。常用的方法有两种：一种是将竹罐加中药一同煮后进行拔罐，这种方法比较常用，所用的药物可根据患者病情进行选择，常用于风寒湿痹等证；另一种是在罐内装入1/2~2/3的药液，然后用闪火法或抽气法将罐吸拔在选定的部位。

（5）针罐法

本法是针刺与拔罐相结合的一种方法，可以发挥针和罐的协同作用，从而提高疗效。具体方法是：先将选定的部位或穴位进行常规消毒，用毫针针刺后留针，然后以针刺点为中心，在针上拔罐，留罐10~20分钟后起罐起针。这种方法一般选用玻璃罐，这样可以随时观察罐内的情况。最好不要在胸背部的穴位上使用针罐法，如果需要使用时应特别注意，防止因罐内的负压或罐底的撞压而使进针的深度加深，从而引起气胸。

（6）刺络拔罐法

本法又称为刺血拔罐法，是刺血后再进行拔罐的一种方法。具体方法是：先对选好的穴位或部位进行常规消毒，用三棱针点刺或用梅花针叩刺，然后在该部位拔罐，拔出一定的血液，一般

第七章 调治近视的其他中医疗法

留罐 5~10 分钟。起罐后,用消毒棉球或纱布擦净血迹。使用这种方法时最好选用玻璃罐,这样可以随时观察罐内的情况,以便掌握出血量。

3. 拔罐的注意事项

(1)拔罐时所选场所应空气清洁,室内温暖、避风,防止患者受凉。拔罐后要覆盖衣物以保暖。

(2)患者应选择一个适当的体位,既感觉舒适,又方便拔罐。在拔罐过程中,不要随意移动,以免火罐脱落。

(3)拔罐前应检查所用罐具,是否边缘光滑,没有破损,以免造成损伤。

(4)拔罐的部位一般应选择肌肉丰满、富有弹性、没有毛发和骨骼、没有关节凸凹的部位,拔罐前最好先洗净擦干。

(5)根据不同部位选择不同口径的火罐,肌肉丰满、平坦之处用大罐,部位较小、肌肉较薄、皮下脂肪较少之处用小罐。

(6)拔罐时注意不要烫伤皮肤。

(7)拔罐时要做到稳、准、轻、快。

(8)拔上火罐后,如果病人感觉灼痛、难受,可能是吸拔的力量过大,应起罐后重新拔罐。

(9)起罐时应注意不要生拉硬拽,以免损伤皮肤。应一手握住罐体,使其倾斜,另一手食指压住罐口边上的皮肤,让空气进入罐内,使罐体自然脱落。

(10)如果发生晕罐现象,立即让患者平卧,注意保暖。轻者服些温开水或糖水即可迅速缓解并恢复正常；重者则应针刺人中、内关、足三里、中冲等穴或艾灸百会、中极、关元、涌泉等穴，一般也可很快缓解并恢复正常。

（11）前一次拔罐部位的瘀斑未消失之前，一般不应再在原处拔罐。

（12）拔罐后如果皮肤出现损伤，可用紫药水外涂；如出现水泡，小的不需要处理，但要防止擦破以免发生感染；大的可用消毒针刺破，放出水泡中的液体，并涂上紫药水，覆盖消毒敷料。

4. 拔罐疗法的禁忌证

（1）本身凝血机制不好，有出血倾向或损伤不易止血的患者，比如血友病、紫癜、白血病以及咯血的患者，不宜使用拔罐疗法。

（2）局部皮肤溃烂、外伤、骨折、静脉曲张者不宜拔罐。

（3）体表大血管处、颈动脉搏动处、心尖搏动处及瘢痕处不宜拔罐。

（4）骨骼凸凹不平以及毛发过多的部位不宜拔罐。

（5）全身枯瘦、局部皮肤失去弹性、极度衰弱者、儿童及老人不宜拔罐。

（6）皮肤严重过敏或患有疥癣等皮肤传染病的患者不宜拔罐。

（7）中、重度心脏病、心力衰竭、呼吸衰竭、肾衰、肝硬化腹水、严重的浮肿或水肿患者不宜拔罐。

（8）全身剧烈抽搐、精神病发作期、高度神经质、狂躁不安者以及各种原因不合作者不宜拔罐。

第七章 调治近视的其他中医疗法

5. 调治近视的拔罐方法

方法一

【取穴】太阳、风池、印堂、肝俞、肾俞、心俞、胃俞穴。

【操作】采用留罐法,用闪火法将火罐吸拔在所选穴位上,留罐10~15分钟,每周3次,1个月为1个疗程。

方法二

【取穴】阳白、四白、丝竹空、肝俞穴。

【操作】采用留罐法,用闪火法将火罐吸拔在所选穴位上,留罐10~15分钟,每天1次。

方法三

【取穴】心俞、膈俞、攒竹、太阳穴。

【操作】采用留罐法,患者取坐位,用闪火法将大小适宜的火罐吸拔在穴位上,留罐5~10分钟,每日1次。

方法四

【取穴】臂臑、足三里、光明、三阴交、肝俞、肾俞穴。

【操作】光明穴采用闪罐法,反复吸拔10余次;臂臑、足三里、三阴交穴采用留罐法,留罐10分钟左右;肝俞、肾俞穴采用走罐法,至局部出现暗紫色瘀斑为止,每日或隔日1次。

方法五

【取穴】肝俞、肾俞、风池、太阳穴。

【操作】采用留罐法,患者取坐位,用闪火法将大小适宜的火罐吸拔在穴位上,留罐5分钟,每日1次。

方法六

【取穴】太阳、风池、印堂、肝俞、肾俞、心俞、胃俞、胆俞穴。

【操作】太阳、风池、印堂穴采用留罐法,用闪火法将小号玻璃罐吸拔在穴位上,留罐5~10分钟;起罐后再在背部膀胱经走罐5分钟,然后将中号玻璃火罐吸拔在上述背部穴位上,留罐10~15分钟。每周3次,1个月为1个疗程。

第四节 调治近视的刺血疗法

刺血疗法,也称为刺络疗法,是利用三棱针等工具刺破人体的一些浅表血络,放出少量血液以达到防治疾病目的的方法。刺血疗法是一种独特的中医外治方法,在民间流传比较广泛。

刺血疗法的工具可以采用三棱针、粗毫针、梅花针、注射用针头、手术刀片或缝衣针等。

1. 刺血疗法的常用手法

(1) 点刺法

先在施术部位上下推按,促使局部充血和络脉怒张,对皮肤进行常规消毒后,用针迅速刺入约0.5分深,立即出针,轻轻挤压,使出血数滴,然后用消毒棉球按压针孔。

第七章 调治近视的其他中医疗法

(2) 挑刺法

对施术部位进行常规消毒后,一手按压施术部位两侧,使皮肤固定,另一手持针将表皮纵行挑破3～5毫米,然后再深入皮下,将白色纤维组织挑断。一般不出血或略有出血,用碘酒消毒后,敷盖消毒纱布。

(3) 密刺法

对施术部位进行常规消毒后,用消毒的三棱针点刺或用梅花针叩打局部皮肤,使之出微量血,也可加拔火罐。

2. 刺血疗法的注意事项

(1) 施术前要对针具、施术部位进行严格消毒,以防感染。

(2) 施术时动作要快,手法要轻。

(3) 使用刺血疗法时,针具刺入不要太深,创口不要太大,出血量不要太多。

(4) 施术时要避开动脉,如果不慎将动脉刺破,可用消毒棉球按压在局部以止血。

(5) 施术时要避开高度曲张的静脉和静脉大血管。

(6) 局部出现血肿时可立即用手挤压或用火罐吸拔使出血,也可用热敷促使其吸收消散。

(7) 在使用刺血疗法过程中,如果发生晕针现象,立即让患者平卧,多饮开水,对于严重者可用毫针针刺人中、内关等穴位。

(8) 刺血后出现疲倦乏力,轻微的头晕、头痛等症状,属正常现象,一般1周后可自行消失。

(9) 刺血后应安静休息，不要过于劳累、饥饿、暴怒、惊恐，不要食用刺激性食物。

(10) 刺血后不要接触冷水，注意保暖。

3. 刺血疗法的禁忌证

(1) 患有出血倾向的疾病，如血友病、血小板减少症、白血病、过敏性紫癜等，不宜使用刺血疗法。

(2) 患有贫血、低血压者，不宜使用刺血疗法。

(3) 施术部位皮肤有感染、溃疡、冻伤等病变时，不宜使用刺血疗法。

(4) 患有传染病的人不宜使用刺血疗法。

(5) 体质虚弱者一般不宜使用刺血疗法，如果使用，出血量应少。

(6) 孕妇、产后及月经期间要慎用刺血疗法。

(7) 患有严重的心、肝、肾功能不全者禁用刺血疗法。

(8) 过于饥饿、疲劳、精神高度紧张及晕车者不宜进行刺血疗法。

4. 调治近视的刺血方法

方法一

【取穴】攒竹、丝竹空、阳白、四白、太冲穴。

【操作】对局部皮肤进行常规消毒后，点刺攒竹、丝竹空、阳白、四白，挤出血液2~3滴；点刺太冲穴出血，挤出血液3~5滴，每周1~2次。

第七章 调治近视的其他中医疗法

方法二

【取穴】脊柱两侧、眼区、前额区,重点刺激颈$_1$—颈$_4$及其两侧。

【操作】对局部皮肤进行常规消毒后,用梅花针叩刺,采用轻刺法或中刺法,先叩刺脊柱两侧3行2遍,重点刺激颈$_1$—颈$_4$及其两侧5行5遍,然后对眼区、前额区作局部刺激。每日1次,10次为1个疗程。

方法三

【取穴】风池、大椎、攒竹、太阳、丝竹空、四白、内关穴。

【操作】对局部皮肤进行常规消毒后,用梅花针以中等强度叩打所选穴位,每次每穴叩打7~9下,隔日1次,15次为1个疗程。

方法四

【取穴】眼区周围、颈椎两旁至大椎穴。

【操作】对局部皮肤进行常规消毒后,用七星针叩刺,眼区周围由内向外圈轻叩刺3~5遍,颈椎两旁至大椎重叩刺5~10遍,每日1次,10次为1个疗程。

方法五

【取穴】正光$_1$(位于攒竹与鱼腰穴之间中点,即眶上缘外3/4与内1/4交界处,眶上缘下方)、正光$_2$(位于丝竹空与鱼腰穴之间中点,即眶上缘外1/4与内3/4交界处,眶上缘下方)。

【操作】患者两眼自然闭合,对局部皮肤进行常规消毒后,在穴位表皮上0.5~1厘米直径范围内，开始时每个穴位均匀叩打20下，以后可增加到40~50下，频率70~90次/分钟。每日或隔日1次，15次为1个疗程，休息半月后再继续下一疗程。患者自行按摩正光穴，方法为：用拇指尖端以中等力度均匀地做圆形旋转按摩，用力方向是向里向上，指尖紧贴眼眶上壁。每天2~3次，每次每只眼按摩50~100圈，连续半个月，随后改为每天1次，半个月后再恢复为每天2~3次。

方法六

【取穴】肝俞、肾俞、风池、合谷、光明、阳白、鱼腰、攒竹穴。

【操作】对局部皮肤进行常规消毒后，用三棱针在所选穴位处依次点刺出血，或挤压使之出血3~5滴，每周2次。

方法七

【取穴】眼区、风池、大椎、内关、肝俞、肾俞、心俞、胆俞穴。

【操作】对局部进行常规消毒后，用梅花针叩刺，眼区轻度叩刺，其他部位中等叩刺，每日1次。

方法八

【取穴】颈部、眼区（眼眶周围）及睛明、攒竹、鱼腰、四白、太阳、风池穴。

【操作】对局部皮肤进行常规消毒后，用梅花针在颈椎两侧各叩打3行，在眼眶上缘及下缘密叩3~4圈，同时在睛明、攒竹、

第七章 调治近视的其他中医疗法

鱼腰、四白、太阳、风池等穴各叩几下。

方法九

【取穴】脊柱两侧，眼区，上、下肢末梢；重点刺激颈$_2$—颈$_5$及其两侧。

【操作】对局部皮肤进行常规消毒后，用梅花针叩刺，采用轻刺法或正刺法。先叩刺脊柱两侧3行2遍，重点刺激颈$_2$—颈$_5$及其两侧5行5遍，然后对眼区、上肢（肘至末梢）、下肢（足大趾、小趾及四趾的外侧一面）作局部刺激。每日1次，10次为1个疗程。

方法十

【主穴】正光穴。

【配穴】大椎、风池、内关穴。

【操作】对局部皮肤进行常规消毒后，用梅花针在穴位处0.8~1.2厘米直径范围内叩打20~50下，以中等强度刺激。一般只用主穴，如果效果不佳，可酌情加用配穴。隔日1次，15次为1个疗程。

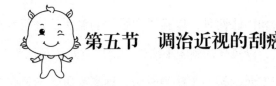

第五节 调治近视的刮痧疗法

刮痧疗法又称刮疗法，是用刮痧工具蘸清水、食油或润滑剂在体表部位进行由上而下、由内向外反复刮动的一种外治方法。

刮痧疗法通过刮痧工具作用于体表，使人体气血得以畅通，

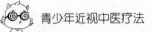

提高机体免疫功能,消除疲劳,增强体力,从而达到防治疾病和健身的目的。

刮痧是一种常用的简易治病方法,在民间广为流传,具有简便易行、取材方便、经济实惠、毒副作用少的优点,适合于家庭保健。

刮痧的工具比较简单,常用的有边缘光滑的嫩竹板、牛角刮板、玉刮痧板、沉香木板、瓷碗、小汤匙、铜钱、硬币、蚌壳等。在日常生活中,随时随地可以找到一些代用品,只要是片状质硬的物品,且边缘光滑、便于使用就可以了。

1. 刮痧的操作方法

用手掌握住刮痧板,用于治疗时,刮痧板厚的一面对着手掌;用于保健时,刮痧板薄的一面对着手掌,刮痧板与治疗部位呈45°~90°角。对于颈部、背部、腹部、上肢、下肢,应从上向下刮拭,胸部由内向外刮拭,刮拭时用力应均匀。在刮痧过程中,要求手法要柔和,不要过于生硬,力度及刮拭速度要均匀,不可时轻时重或时快时慢。

2. 刮痧的手法

刮痧有补法和泻法两种,以轻柔和缓的刺激手法进行较长时间的刮拭为补法;以较强的刺激手法进行较短时间的刮拭为泻法。此外,向着心脏方向刮拭的手法为补法,远离心脏方向刮拭的手法为泻法;顺着经络循行方向的操作手法为补法,逆着经络循行方向的操作手法为泻法。具体操作时,应根据患者的病情、体质、年龄等因素决定采用补法或泻法。一般来说,虚证应采用补法,实证应采用泻法;年老体弱者多用补法,年轻体壮者多用泻法。

3. 刮痧的注意事项

(1) 刮痧时,室内应保持空气流通,患者应避风,并注意保暖。

(2) 刮痧工具边缘应光滑,无破损,以免伤到皮肤。

(3) 空腹、过度疲劳、熬夜后不宜进行刮痧。

(4) 操作时手法应均匀一致,轻重适度。

(5) 刮痧部位应少而精,刮痧时间一般不超过25分钟,夏季室温过高时,更应严格控制刮痧时间。

(6) 刚刮痧时如果患者皮肤发红,且感到疼痛,则不宜采用刮痧手法治疗。

(7) 如果刮痧部位皮肤患有化脓性炎症、溃烂、急性炎症等,不可在皮损处或炎症局部直接刮拭,可在皮损处周围刮拭。

(8) 个别患者在刮痧时会出现晕刮现象,轻者出现精神疲乏、头晕目眩、面色苍白、恶心欲吐、出冷汗、心慌、四肢发凉等症状;重者可出现血压下降,神志昏迷。一旦出现晕刮现象应立即停止刮痧,使患者平卧,注意保暖,喝一杯温开水或糖水,用刮板的角部点按人中穴,力量宜轻,或对百会穴和涌泉穴施以泻刮法,患者病情好转后,继续刮内关、足三里。

(9) 刮痧后应保持情绪平静,戒除发怒、焦虑的不良情绪,忌食生冷油腻。

(10) 刮痧出痧后30分钟以内不要洗凉水澡。

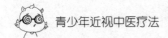

（11）刮痧后可饮 1 杯热水，以补充体内消耗的津液，并促进新陈代谢。

（12）刮痧后痧斑未消退前，不应在原处再次刮拭出痧。

4. 刮痧疗法的禁忌证

（1）身体过瘦、皮肤失去弹力者，不宜采用刮痧疗法。

（2）患有出血倾向的疾病，如血小板减少症、白血病、过敏性紫癜症等不宜采用刮痧疗法。

（3）患有肝硬化腹水者的腹部不宜刮痧，全身重度浮肿者不可刮痧。

（4）新发生的骨折患部不宜刮痧，外科手术瘢痕处应在 2 个月以后方可局部刮痧；恶性肿瘤患者手术后，瘢痕局部不宜采用刮痧疗法。

（5）局部皮肤发生炎症、溃烂，以及传染性皮肤病的病变局部禁止刮痧。

（6）原因不明的肿块及恶性肿瘤部位禁止刮痧。

（7）妇女月经期下腹部慎刮，妊娠期下腹部禁刮。

（8）小儿及老年体弱者不宜刮痧。

（9）过饱、过饥、过渴、醉酒、过度疲劳者不宜刮痧。

5. 调治近视的刮痧方法

方法一

【取穴】头颈部：睛明、承泣、翳明、风池穴；

背部：肝俞、肾俞穴；

第七章 调治近视的其他中医疗法

上肢部：合谷穴；

下肢部：足三里、光明、三阴交穴。

【操作】对皮肤进行常规消毒后，涂上刮痧油，用刮痧板按头颈部、背部、上肢、下肢的顺序进行刮拭。

方法二

【取穴】头颈部：大椎、攒竹、睛明、瞳子髎、承泣、风池穴；

背部：肝俞、肾俞穴；

上肢部：合谷穴；

下肢部：光明穴。

【操作】对局部皮肤进行常规消毒后，涂上刮痧油，用刮痧板按头颈部、背部、上肢、下肢的顺序进行刮拭，每穴刮30~50下，每天1次。

方法三

【主穴】主穴：风池、大椎、大杼、膏肓、神堂穴。

【配穴】攒竹至睛明、承泣、太阳、合谷、足三里、光明穴。

【操作】轻刮攒竹、睛明、承泣、太阳穴3~5分钟，以不损伤皮肤为度，重刮其他经穴3~5分钟。

方法四

【主穴】头颈部：睛明、攒竹、鱼腰、丝竹空、太阳至风池、大椎穴；

背部：大杼、膏肓、神堂穴；

上肢部：合谷穴；

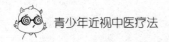

下肢部：足三里、光明穴。

【配穴】肝肾虚者加脾俞、肝俞、肾俞穴。

【操作】用泻法，重手法刮拭大椎、大杼、膏肓、神堂、合谷、足三里、光明穴3~5分钟；再中等强度刮拭患者头面部穴位3~5分钟，以不损伤皮肤为原则。

方法五

【取穴】太阳、攒竹、睛明、瞳子髎、承泣、风池、肝俞、肾俞、足三里、光明、合谷穴。

【操作】太阳、攒竹、睛明、瞳子髎、承泣穴用点揉法，其他穴位以中等力度刮拭，以局部出痧为宜。

方法六

【取穴】头颈部：百会、神庭、睛明、攒竹、丝竹空、太阳、上关、承泣、风池穴；

上肢部：合谷穴；

下肢部：光明穴。

【操作】患者取坐位，先刮拭头部穴位，再刮拭眉眼部穴位，然后依次刮拭颈部、上肢和下肢部穴位。

方法七

【取穴】上星、百会、肝俞至肾俞、四白、足三里、瞳子髎、光明、通里至神门、太冲穴。

【操作】眼周穴位用刮痧板的厚缘轻刮，其他穴位用刮痧板的薄缘重刮。